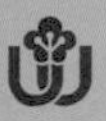

花千樹

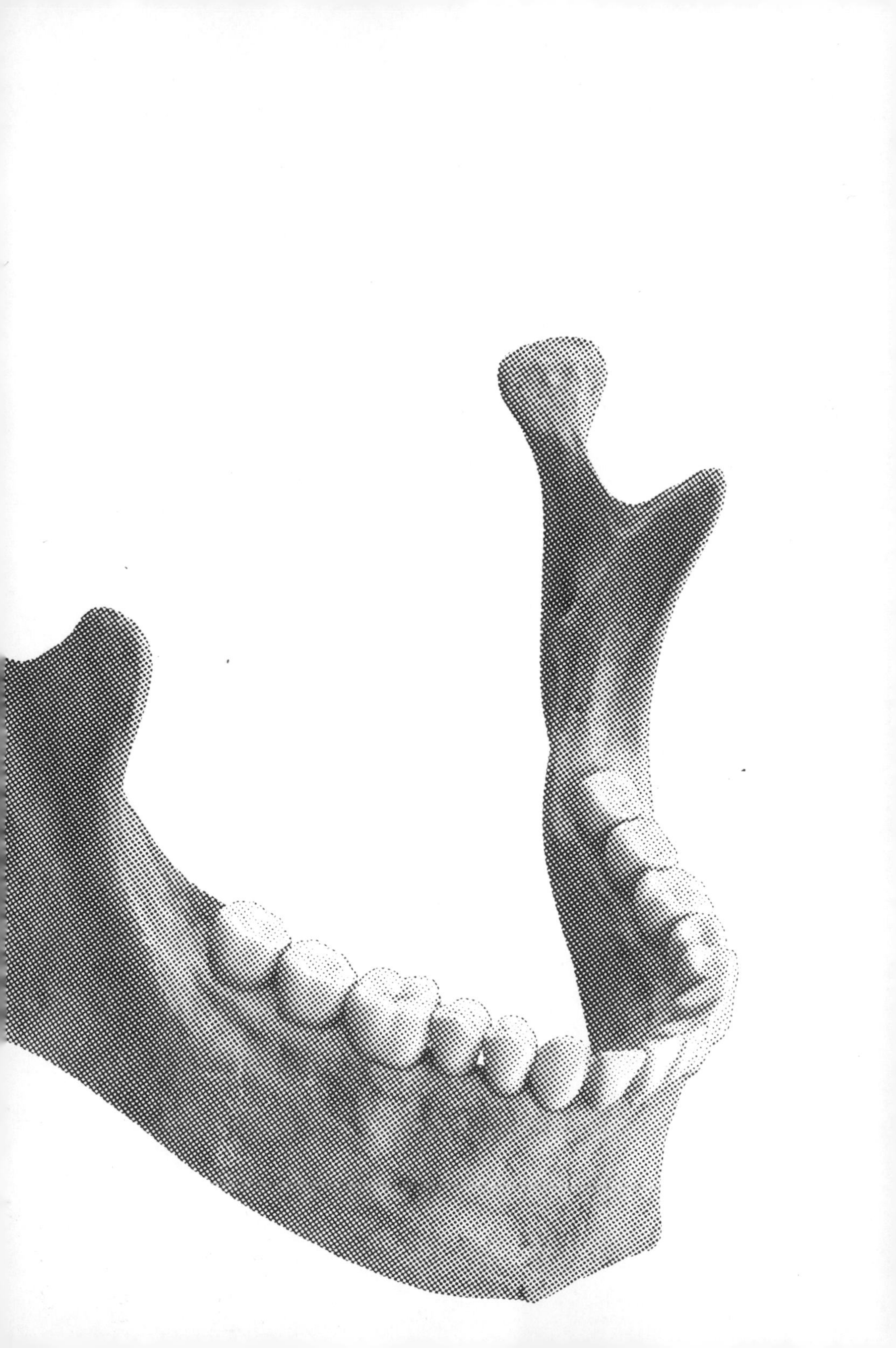

劉思樂醫生 著

頜骨醫學

口腔頜面外科的情和理

目 錄

種牙植齒篇

顎骨病理與顎骨矯形手術篇

藥物及麻醉篇

代序

執筆寫序，百般滋味。

年少多好，朋友多好。二十年前，Alfred 正在口腔頜面外科接受專科訓練，我是剛進部門的實習醫生，期間每天都需要處理各個有趣的、奇特的、緊急的個案，學習到不少口腔頜面外科的知識「理」論，其樂無窮。

難忘的，還有當時與 Alfred 到瑪麗醫院實習時 on call 的日子，我們需為剛做完腫瘤切除及顎骨重建的病人監察維生指數及傷口狀況；又或是處理突發意外中顎骨骨折的傷患，為他們作緊急治療。在這些無眠的晚上，與 Alfred 暢談了不少，了解到他對頜面科的熱愛鍾「情」。

二十年過去，這些在口腔頜面外科內感受到的「情與理」，仍然歷歷在目。

牙醫轉介的病人，往往不乏對口腔頜面外科專科感陌生的患者。事實上，需要在口腔裡面動手術的情況之多，可能超越大家的想像。

如患有顎骨發育不全，會令咀嚼功能及發音外觀上有缺失；顎骨骨折或發炎囊腫更會導致強烈痛楚和併發症；至於口腔腫瘤病變更會對病人產生心理壓力，甚至有生命威脅。

要戰勝病症，及早發現，及早診斷，及早治療是不二法則。

為達至這目標，牙科醫生與口腔頜面專科醫生之間，一直保持良好團隊合作。例如有時候，因為頜骨位置與生俱來，有些病人或因未感痛楚而忽略了自己的症狀，此時牙科醫生的角色就十分重要。他們可在病人做常規牙科檢查時，立時將有潛在頜骨問題或病變的病人轉介至口腔頜面外科作診斷及適切的治療。

口腔頜面外科專科醫生、牙科醫生與其他專科醫生之間不時會共同協作，彼此各司其職地為維持市民口腔健康而奮鬥。

二十年間，在香港及國際的牙科研討會上，都無間地見到口腔頜面外科的創新研究發展，這些技術都能有效地輔助醫生在手術前預測效果，增加手術的準確性，及減低術後的創傷。這些智能技術配合口腔頜面科醫生們的仁心仁術，將絕對是病人的佳音。

憑藉著對本科的專業學識及熱愛，Alfred 以輕鬆的文筆，深入淺出地將口腔頜面專科裡複雜的醫學知識在書中呈現了出來。期盼讀者閱讀本書後，能對這個重要的專科有更多理解。

曾憲紀醫生
香港牙醫學會會長（2019-2021）

代序

口腔頜面外科是一個專門外科，除了包括我們熟知的移除智慧齒及種牙之外，還包括口腔及頜骨病變、先天性畸型病的治療，以及因創傷造成的口腔及頜骨的變形及骨折，除了要處理病變外，還要考慮及兼顧病人術後的容貌問題。

這門外科在多年來有很大的發展，除了外科技術及麻醉技術改良外，還有先進的造影技術、3D 打印、電腦導航及先進的物料等方面的進步，但最重要還是醫生本身接受過嚴謹及全面的醫學訓練。

劉思樂醫生是一位口腔頜面外科專科醫生，他由 2016 年開始擔任香港口腔頜面外科學會會長，最近交棒擔任學會卸任會長，他在口腔頜外科方面貢獻良多，尤其是教育後輩，不遺餘力。

劉醫生出版《頜骨醫學》一書，對這門外科專科的推廣又推進了一大步，希望大眾更加認識這門專科，我極力推介劉醫生這本作品。

何仲平醫生
香港醫學會會長（2018-2020）

Foreword

The appetite of people without a medical background to learn and understand medical issues has grown immensely in recent years. Today, ordinary individuals from all walks of life expect to know about most of the commonly encountered medical conditions and illnesses they themselves or someone close to them has faced. I am not sure if it is because of the popularity of medical programs on television, be they fictional dramas or indeed documentary programs, or the universal and easy access to information through the internet. Whatever the actual reasons, it is a fact that people seek information about various medical conditions to help them understand their situation or to prepare them for a professional encounter that requires a decision on their part.

The book prepared by Dr. Alfred Lau serves that purpose for the very special field of oral and maxillofacial surgery. This is a specialty like so many others, and as such, there are multiple areas within it that are very specialized and difficult for ordinary folk to understand. Therefore a good overview for the layman goes a long way to educate them in the subject thus enabling better acceptance of disease realities, treatment strategies and supporting informed decisions to be made about treatment options.

The book is written by Dr. Alfred Lau who is well known in the field of oral and maxillofacial surgery both in Hong Kong and internationally. He is the dynamic and creative force behind many initiatives in the dental and medical community in Asia and beyond. Dr. Lau brings a reliable trove of knowledge with accuracy and relevance.

This book is a welcome addition to the educational resources of the current or future oral and maxillofacial surgical patient. It is without a doubt a helpful and authoritative outline of the subject. The book is a great source of information to the target readership and I strongly recommend it for this purpose.

Nabil Samman
Formerly Professor of Oral and Maxillofacial Surgery,
University of Hong Kong
Past President, International Association of Oral and
Maxillofacial Surgeons

自序

口腔頜面外科（oral and maxillofacial surgery）是一個很神秘的專科，它是介乎於醫科與牙科之間的一個外科專科。口腔頜面外科醫生專門負責口腔、顎骨及面部的各樣手術，包括顎骨矯形手術、創傷性面部及顎骨骨折、口腔及顎骨的腫瘤切除及重建、牙關節手術，以及口腔內的手術，如種牙、植骨手術及阻生牙齒移除等。大眾對這類型的治療及手術可能只略有聽聞，實際認知也不深入，因此，我希望這本書可以為大家解答一些疑問，同時加深社會對口腔頜面外科的認識。

要在香港推廣口腔頜面外科不是容易的任務，香港的醫療體制有很多不同的專科，但認識口腔頜面外科的人實在少之又少。香港口腔頜面外科學會一直致力推廣，盼望大眾更加認識這專科，令有需要的患者得到適切的幫助。從前也曾在報章及媒體撰寫過很多不同的專欄，向公眾介紹口腔頜面外科，加深大眾對這門專科的認識，但現在報章愈來愈少，讀者層面也愈來愈窄，推廣工作就更加困難了。雖然網上資訊非常發達，而且應用廣泛，但是我深信書本依然有其獨特的價值。縱使這本書沒有涵蓋整個口腔頜面外科的範圍，卻用了深入淺出的手法向讀者首先介紹了最常見的病例，是了解口腔頜面外科的入門，希望日後再有機會繼續與大家分享關於這專科的知識和最新資訊。

最後在此感謝花千樹的邀請及信任，亦感謝卓振宇醫生抽空幫忙手繪書中（Chapter 0）的顎骨結構圖。書中有幾篇文章的初稿曾在《信報》及《蘋果日報》專欄刊登，謹在此鳴謝《信報》及《蘋果日報》惠允轉載。另外，也感謝好友王弼啟發我寫書的念頭。當然，最重要是要感謝太太及兩位女兒對我這個爸爸無限量的支持。

祝願大家生活愉快！

劉思樂
口腔頜面外科專科醫生

Chapter 0

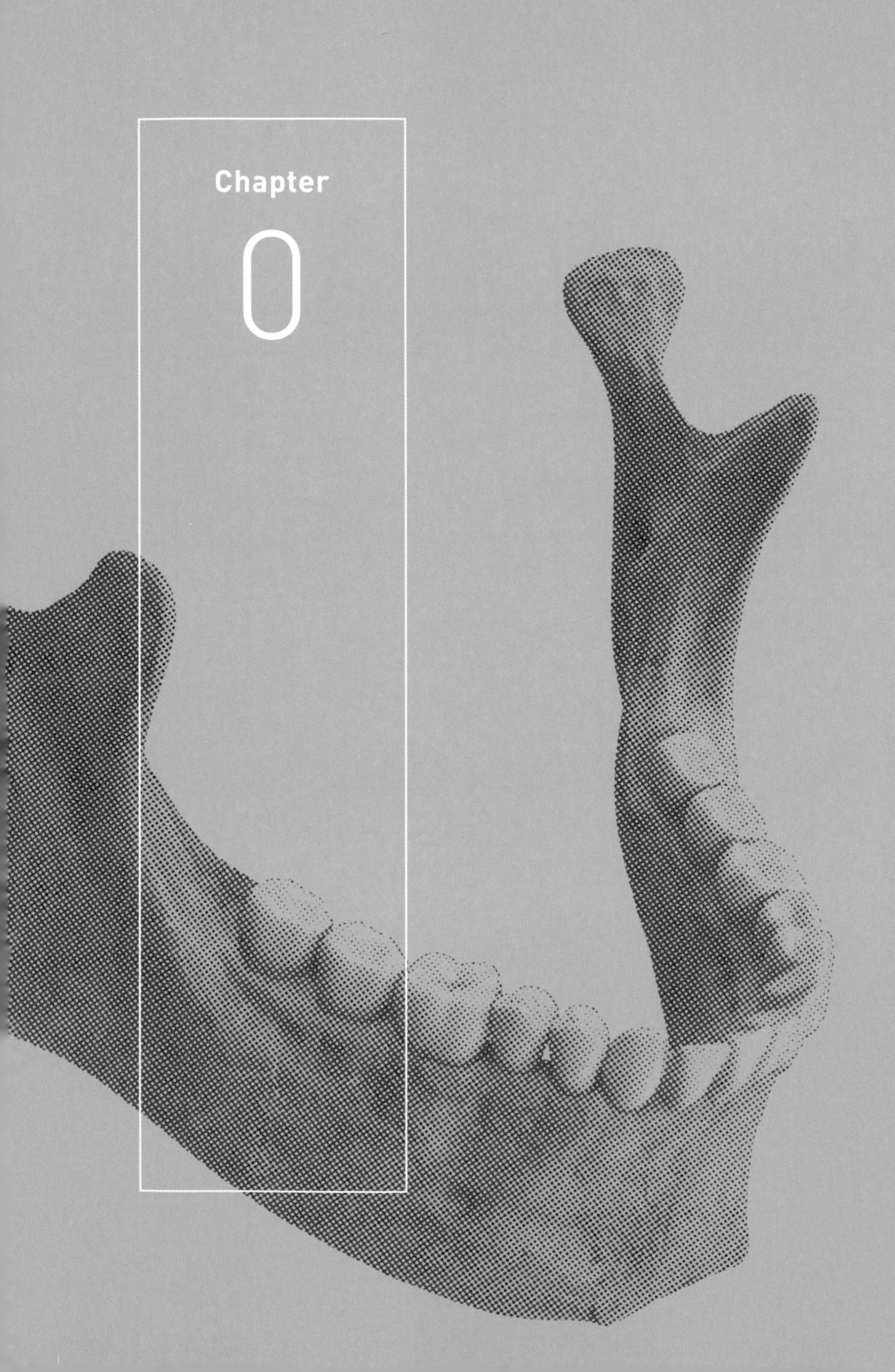

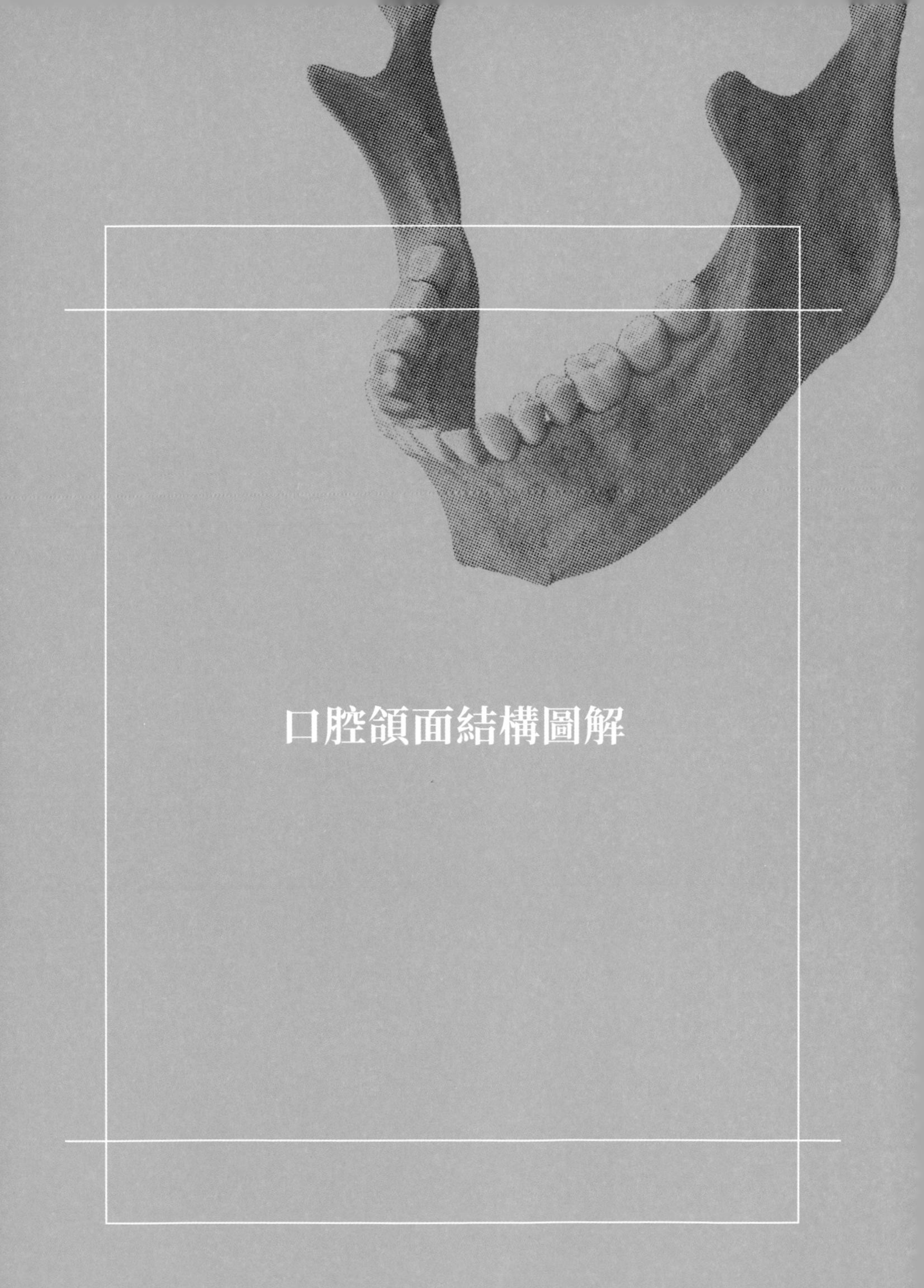

口腔頜面結構圖解

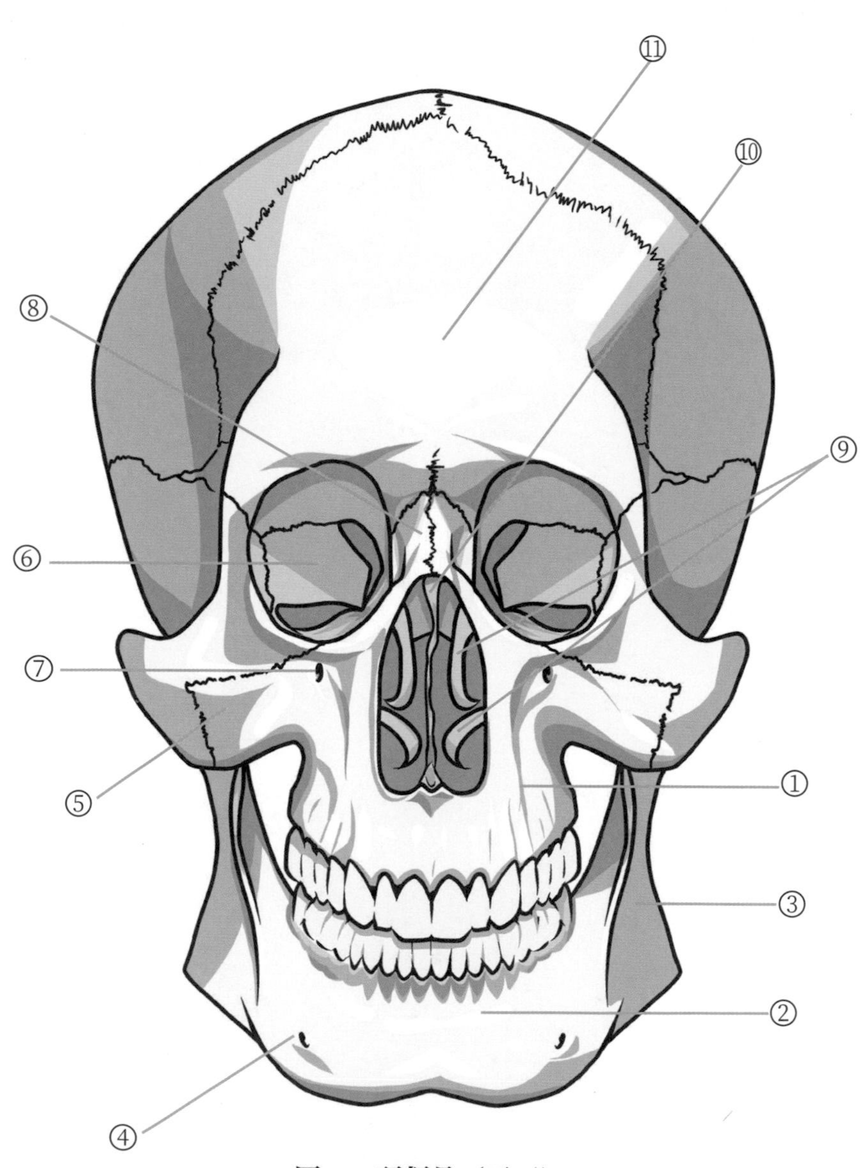

圖一：頭顱骨（正面）

① 上顎骨（maxilla）（又稱為上頜骨），包含上顎所有牙齒及承托牙齒的牙槽骨。兩側上端連接著上頜竇（⑲即鼻竇），正中上方是鼻孔位置，上顎後端則是咽喉部分。上顎骨內側帶著三組感覺神經線，主要負責周邊位置的感覺，詳細見後文（圖五）。

② 下顎骨（mandible）（又稱為下頜骨），包含下顎所有牙齒及承托牙齒的牙槽骨。有一主幹感覺神經線從後端內側小孔（㉕下頜小舌）進入下顎，直至大約小臼齒位置下端外側的小孔（④頦孔）從顎骨穿出來，稱為下齒槽神經線，兩側均有這條神經線。下齒槽神經線負責下顎牙齒的感覺及相關外側牙肉的感覺。

③ 下顎升支（mandibular ramus）（又稱為下顎垂直升支），是下顎較後端垂直的部分，頂端靠後部分有構成牙關節的下頜骨髁突（⑬）及前部分的下頜骨冠突（⑫）。

④ 頦孔（mental foramen），下齒槽神經線及相關血管在下顎骨內走出來的小洞，穿出骨外的是頦神經，這會進入下唇位置，負責下嘴唇及下巴皮膚位置的感覺。頦孔在下顎骨雙側各有一個。

⑤ 顴骨（zygoma），主要負責承托面部輪廓。上端內側包含部分眼窩（⑥）。前端的內側跟上顎骨相連，形成上頜竇（⑲即鼻竇）的外牆。後端有一顴骨弓（⑭），連著頭顱骨的後段。顴骨弓底下覆蓋著部分下顎骨（⑫下頜骨冠突）以及一組咀嚼肌肉（顳肌）。

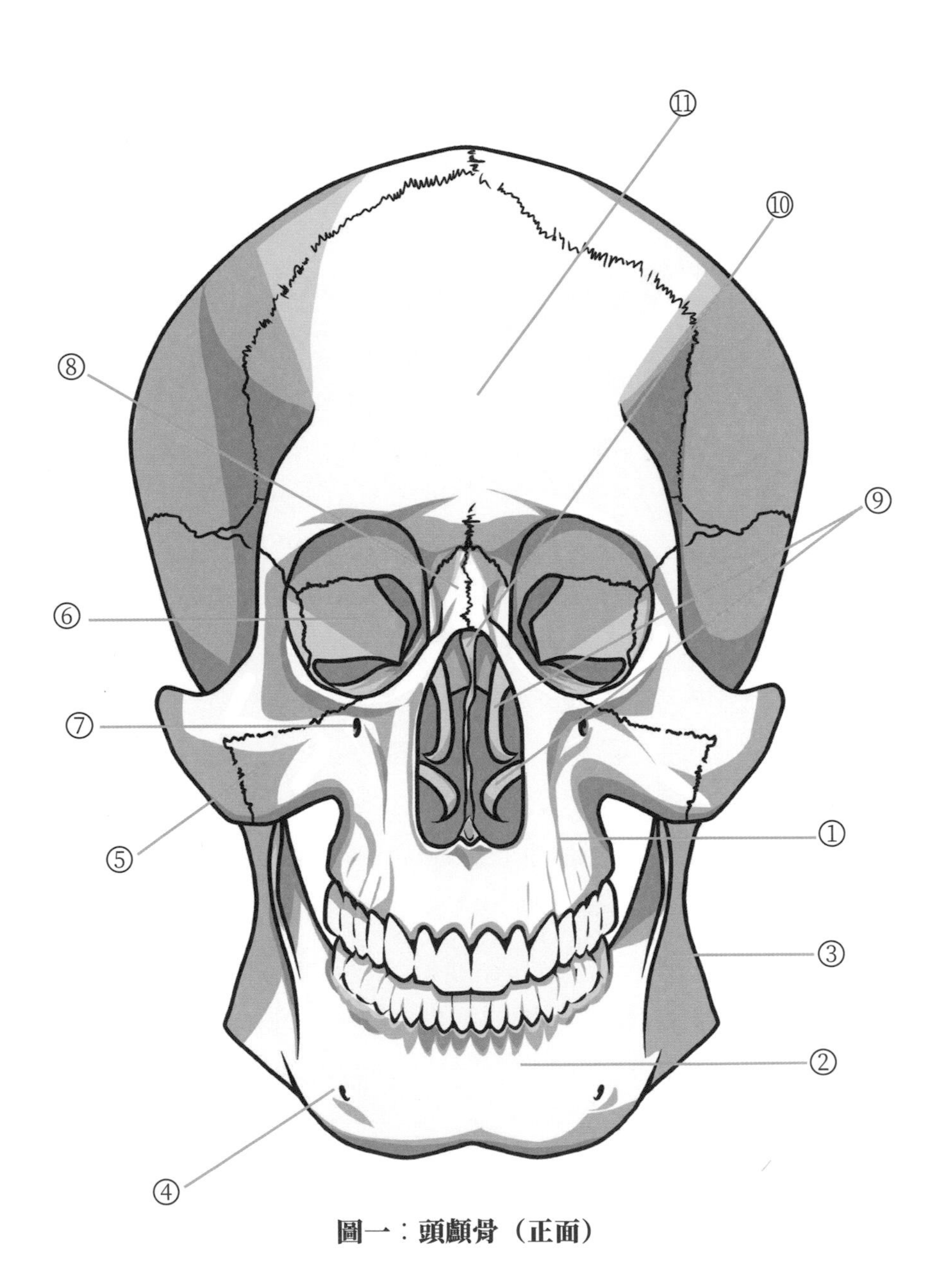

圖一：頭顱骨（正面）

⑥ 眼窩（orbit），主要保護眼球、相關肌肉、血管及神經線等。眼窩下端是上頜竇（⑲即鼻竇）的位置，外側連接著顴骨（⑤），上端則與額骨（⑪）相連。

⑦ 眶下孔（infra-orbital foramen），眶下神經及相關血管會從此眶下孔走出來。那是感覺神經線，負責眼睛對下位置、鼻翼及部分上唇的表皮感覺。

⑧ 鼻骨（nasal bone），用以承托及鞏固鼻的形狀，前端連接著鼻軟骨，兩者配合令鼻孔及呼吸道暢通。

⑨ 鼻甲骨（nasal concha），在鼻孔的內側，每邊也有三塊鼻甲骨，分別為上鼻甲骨、中鼻甲骨以及下鼻甲骨（圖中只顯示了後兩者，因為上鼻甲骨位於鼻孔內較高位置，正面直望是看不到的）。鼻甲骨的表面為上呼吸道表皮，這結構的主要功能在於過濾、暖化及濕潤吸入的空氣。

⑩ 犁骨（vomer），位於鼻孔較後端的位置，是隔開左右鼻孔中間的一片骨。前端把左右鼻孔分開的是軟骨，稱為鼻中隔軟骨。

⑪ 額骨（frontal bone），非常堅硬的骨頭，主要保護腦部及周邊組織，下端連接著眼窩及鼻骨。

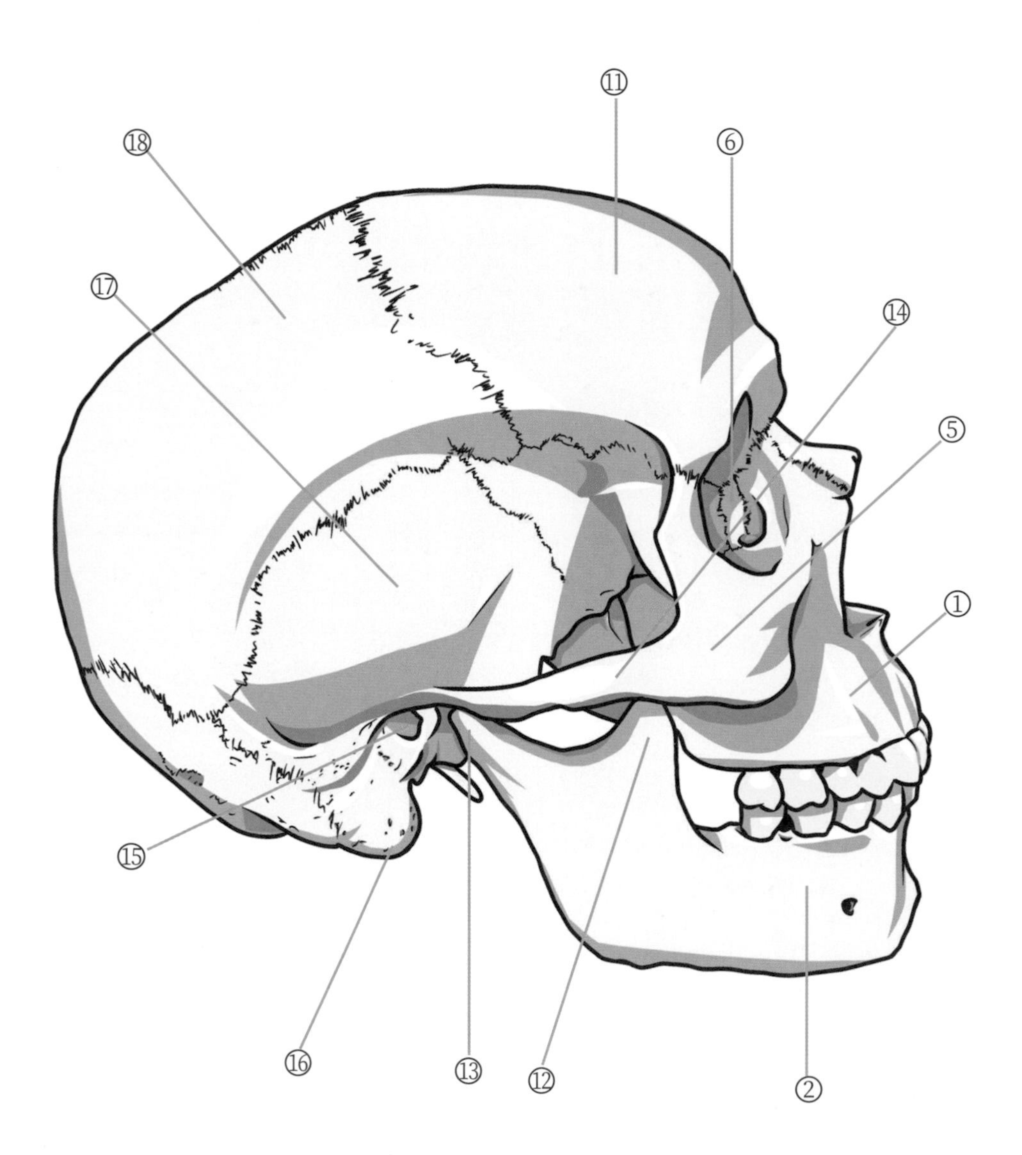

圖二：頭顱骨（右側面）

⑫ 下頜骨冠突（coronoid process），位於下顎升支的頂端前部分，這結構是一片薄骨頭，連接著往上的顳肌腱及顳肌，顳肌連接著頭顱骨側的顳骨（⑰），這肌肉負責下顎骨的活動。

⑬ 下頜骨髁突（mandibular condyle），這是構成顳下頜關節（temporomandibular joint，即牙鉸）的其中一個重要部分。位置處於牙鉸窩內，周邊由纖維包裹著，中間帶有關節軟骨、可移動軟骨盤及潤滑液體，形成整個關節。

⑭ 顴骨弓（zygomatic arch），這是顴骨後端弓狀部分（⑤）。

⑮ 耳道（ear canal），外側連接外耳，內側通往中耳及內耳。

⑯ 乳凸（mastoid process），一塊凸起的小骨頭，位於頭顱骨後端下方外側的位置，左右各一，連接一條主要頸部肌肉，肌肉另一端連接著鎖骨及胸骨。

⑰ 顳骨（temporal bone），頭顱骨側很堅硬的骨頭，主要保護大腦，外側連接著顳肌。顳骨包含著下端的耳道（⑮）、乳凸（⑯）以及牙鉸窩。牙鉸窩是構成顳下頜關節（牙鉸）的一個結構。

⑱ 頂骨（parietal bone），頭顱骨的頂部，主要負責保護腦袋結構。

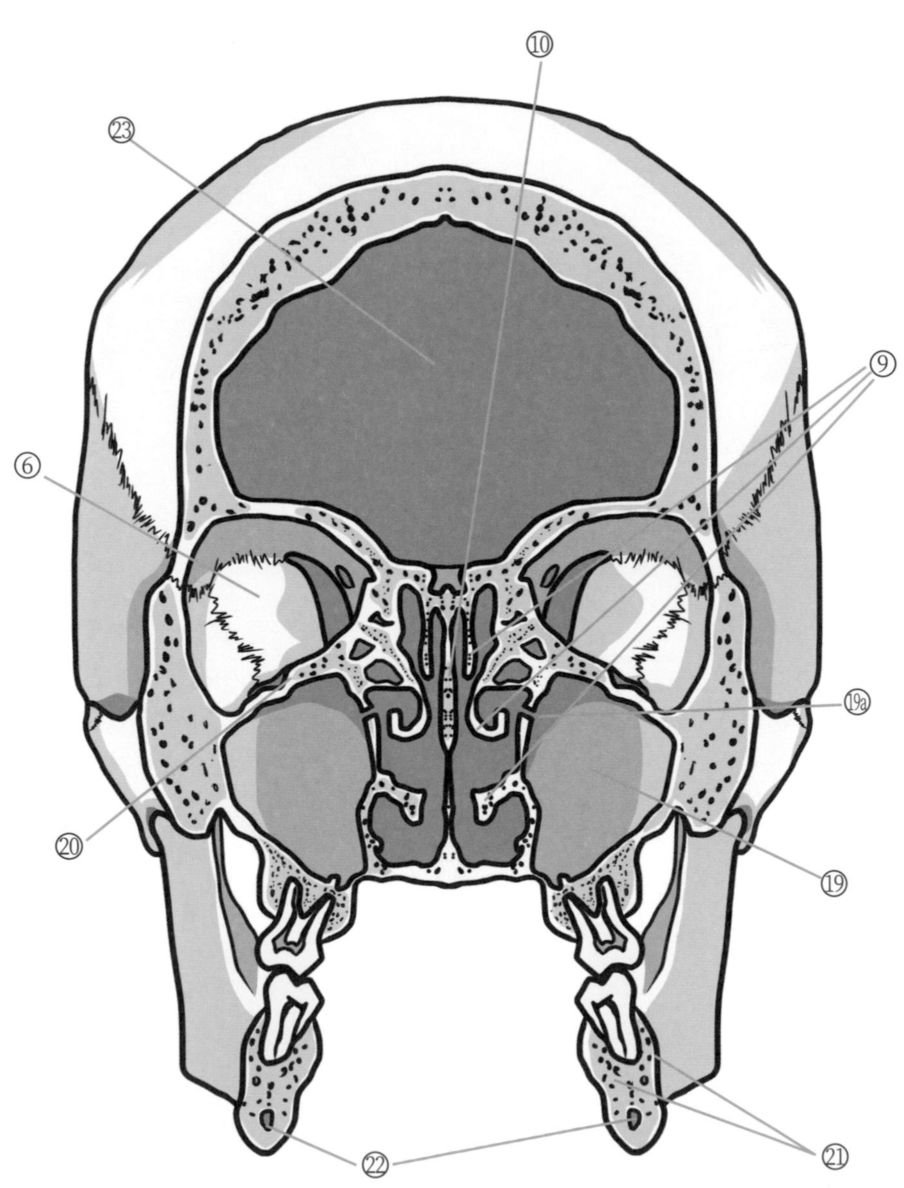

圖三：頭顱骨切面（正面）

⑲ 上頜竇（鼻竇）（maxillary sinus），位於上顎的上端部分，上面是眼窩，內側是鼻孔，內側壁較高的位置有一小洞通往鼻孔（見⑲a），外側連接著顴骨。鼻竇是一個空間，內壁的外層是上呼吸道表皮細胞。鼻竇有多重功能，包括把吸入的空氣暖化及濕潤，也能整體地把負責嗅覺的表面增加（因鼻竇內壁黏膜細胞的某些位置包括嗅覺細胞，可輔助嗅覺功能）。因鼻竇是一個充氣空間，它能夠把整個頭顱骨的重量減低，彷彿形成一個氣墊，保護周邊的組織，包括眼睛及腦袋等。

⑳ 眼眶底（orbital floor），這是一片薄薄的骨頭，把眼窩及鼻竇分隔。假如面部前側面位置例如顴骨及眼睛受到創傷，壓力有可能引致眼眶底骨折，令眼球組織或眼球底部肌肉下陷，影響眼睛活動能力，也有可能影響視力。

㉑ 皮質骨、疏質骨（下顎骨橫切）（cortical bone、cancellous bone），身體很多骨頭也可分為主要的兩層：外層是比較堅硬的皮質骨，密度較高，保護性強；內層則為疏質骨，密度較低，比較有彈性及柔軟，帶有很多微絲血管及骨質細胞。兩者配合形成整體骨結構。

㉒ 下齒槽神經（inferior dental nerve），下齒槽神經被下顎骨的疏質骨包圍著，位於下顎較下方的位置，一般在牙齒根尖的下方，帶有很微細的分支，將神經線帶到牙齒的牙髓內。神經線一般也會依附著一組微細的動脈及靜脈，這些血管把養分輸送到神經線及經過的組織，包括牙齒、牙肉及骨頭。

㉓ 大腦（cerebrum），被頭顱骨包圍保護著，頭顱骨的主要組成部分有額骨（⑪）、頂骨（⑱）及顳骨（⑰）。

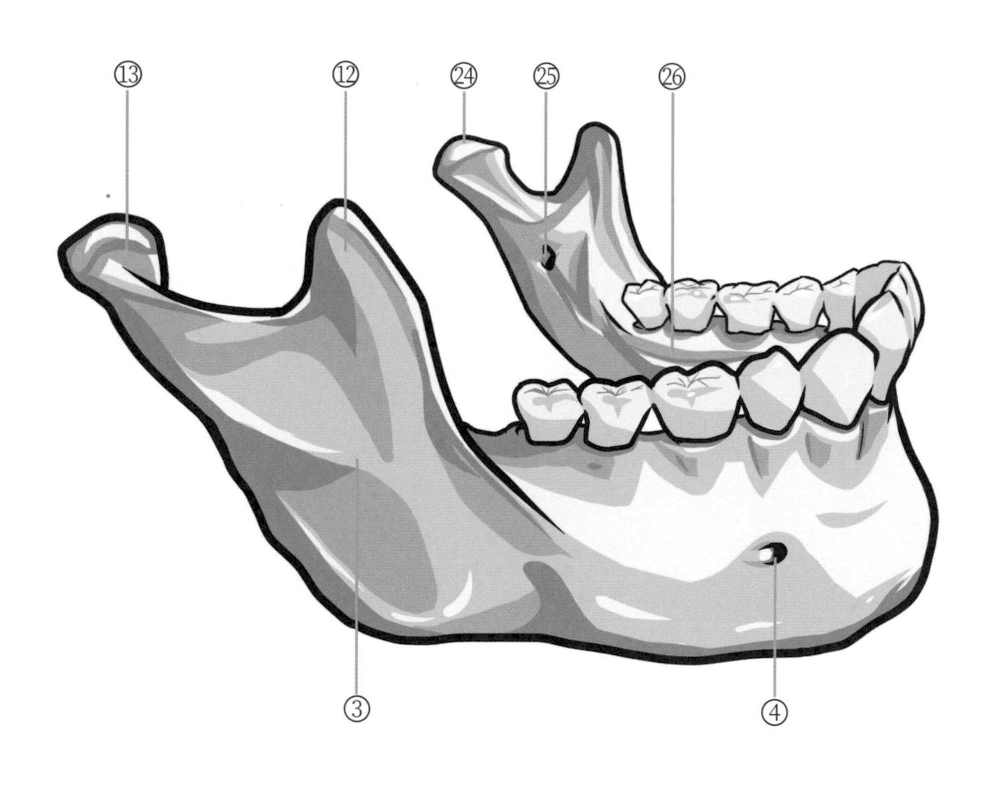

圖四：下顎骨（右側面）

㉔ 下頜骨髁突關節軟骨（articular cartilage）。

㉕ 下頜小舌（lingula），下齒槽神經線從這個小洞進入下顎骨。

㉖ 下頜舌骨肌線（mylohyoid line），這是下顎骨內側一條微微凸起的線狀結構，連接下頜舌骨肌，左右側從後段到下顎前方的內側，形成口腔的底層，舌肌肉穿過這層肌肉到口腔形成舌頭。

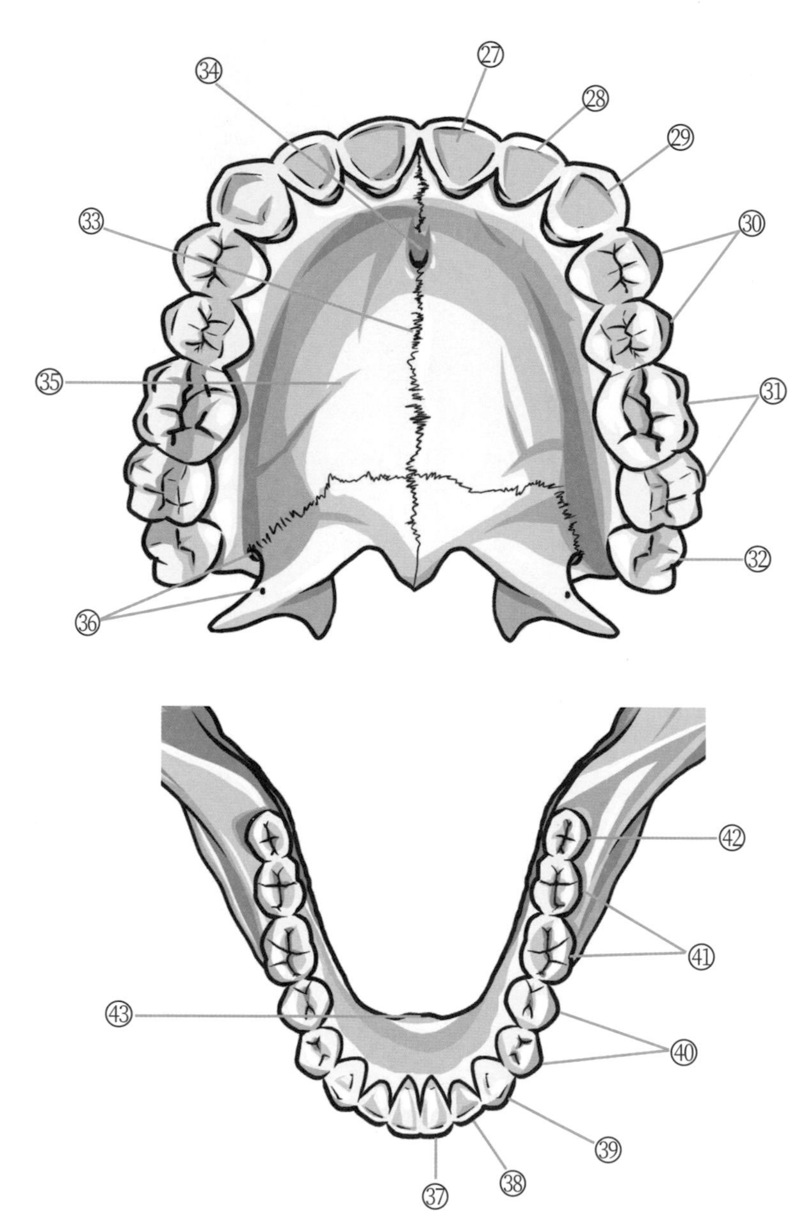

圖五：上下顎骨及牙齒（咬合面）

㉗ 上顎正門牙（upper central incisor）（左側牙齒，下同）。

㉘ 上顎側門牙（upper lateral incisor）（左）。

㉙ 上顎犬齒（upper canine）（左）。

㉚ 上顎小臼齒（upper premolars）（左）。

㉛ 上顎臼齒（upper molars）（左）。

㉜ 上顎智慧齒 / 第三臼齒（upper wisdom tooth / third molar）（左）。

㉝ 上顎骨縫（palatal suture），上顎主要由三個骨板塊形成，前端板塊承托前面六顆牙齒，後端板塊分左右兩側，承托後端的牙齒，上顎骨縫是後端骨板塊在生長期間連接時形成的一條小縫。

㉞ 門齒道（incisive canal），這是一個在上顎骨縫前端的通道，把鼻腔跟口腔位置連接，有感覺神經線（incisive nerve）從上端往下從門齒道走出來，負責上顎前端內側牙肉位置的感覺。這個神經線也帶有相關的微絲血管負責周邊血液供應。

㉟ 上顎骨的底部，兩側組合形成上顎弓。

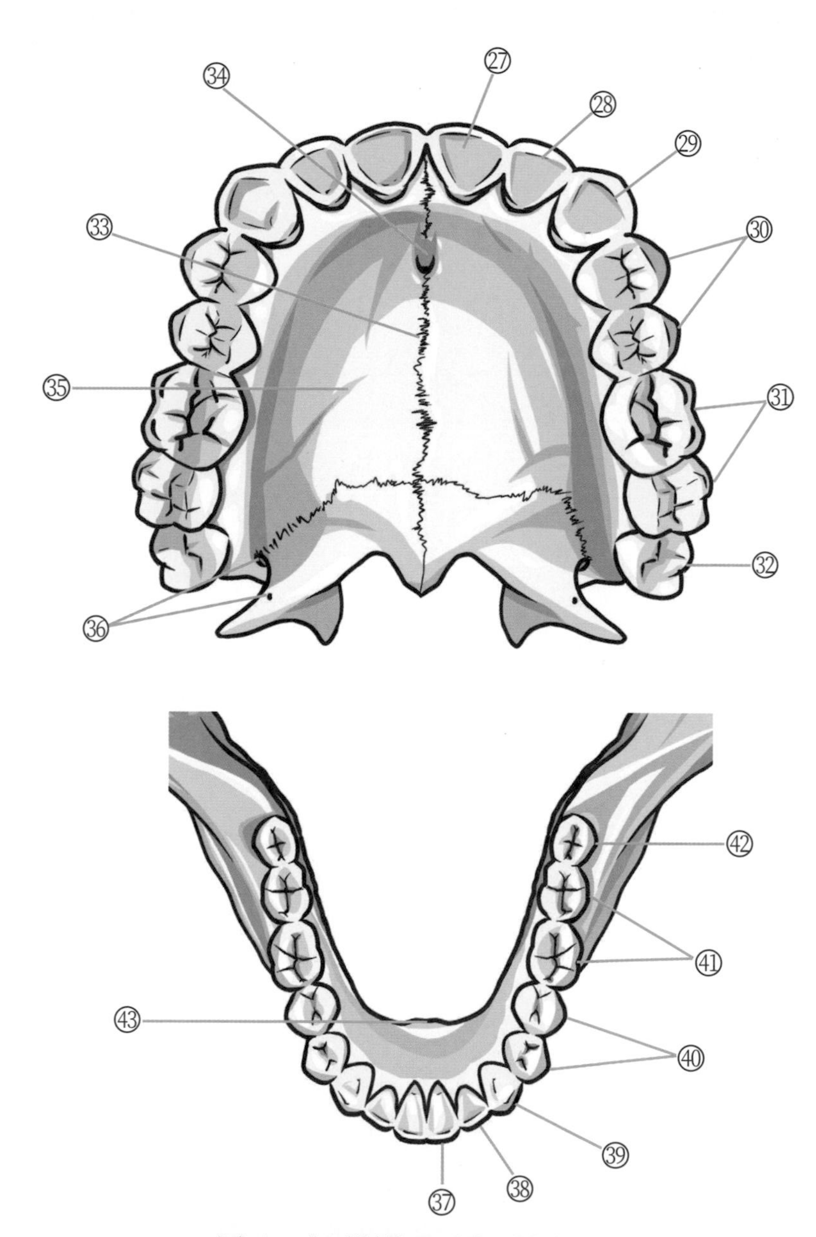

圖五：上下顎骨及牙齒（咬合面）

㊱ 顎大管、顎小管（greater palatine canal 、lesser palatine canal），位於上顎骨內側的後端，共有兩個小型通道，前端較大的稱為顎大管，後端較小的稱為顎小管，分別帶有感覺神經線及相關血管從顎骨頂部進入牙肉及口腔黏膜位置。顎大神經（greater palatine nerve）從顎大管走出來向前端走，負責這個範圍附近牙肉的感覺，大約範圍包括臼齒到小臼齒。顎小神經（lesser palatine nerve）則從顎小管走出來，往後端方向移動，主要負責軟顎組織及黏膜的感覺。

㊲ 下顎正門牙（lower central incisor）（左）。

㊳ 下顎側門牙（lower lateral incisor）（左）。

㊴ 下顎犬齒（lower canine）（左）。

㊵ 下顎小臼齒（lower premolars）（左）。

㊶ 下顎臼齒（lower molars）（左）。

㊷ 下顎智慧齒 / 第三臼齒（lower wisdom tooth / third molar）（左）。

㊸ 頦舌肌結節（genio-tubercle），這是下顎前端內側突出的一個小結節，連接著舌頭肌肉，左右側各一。

Chapter

1

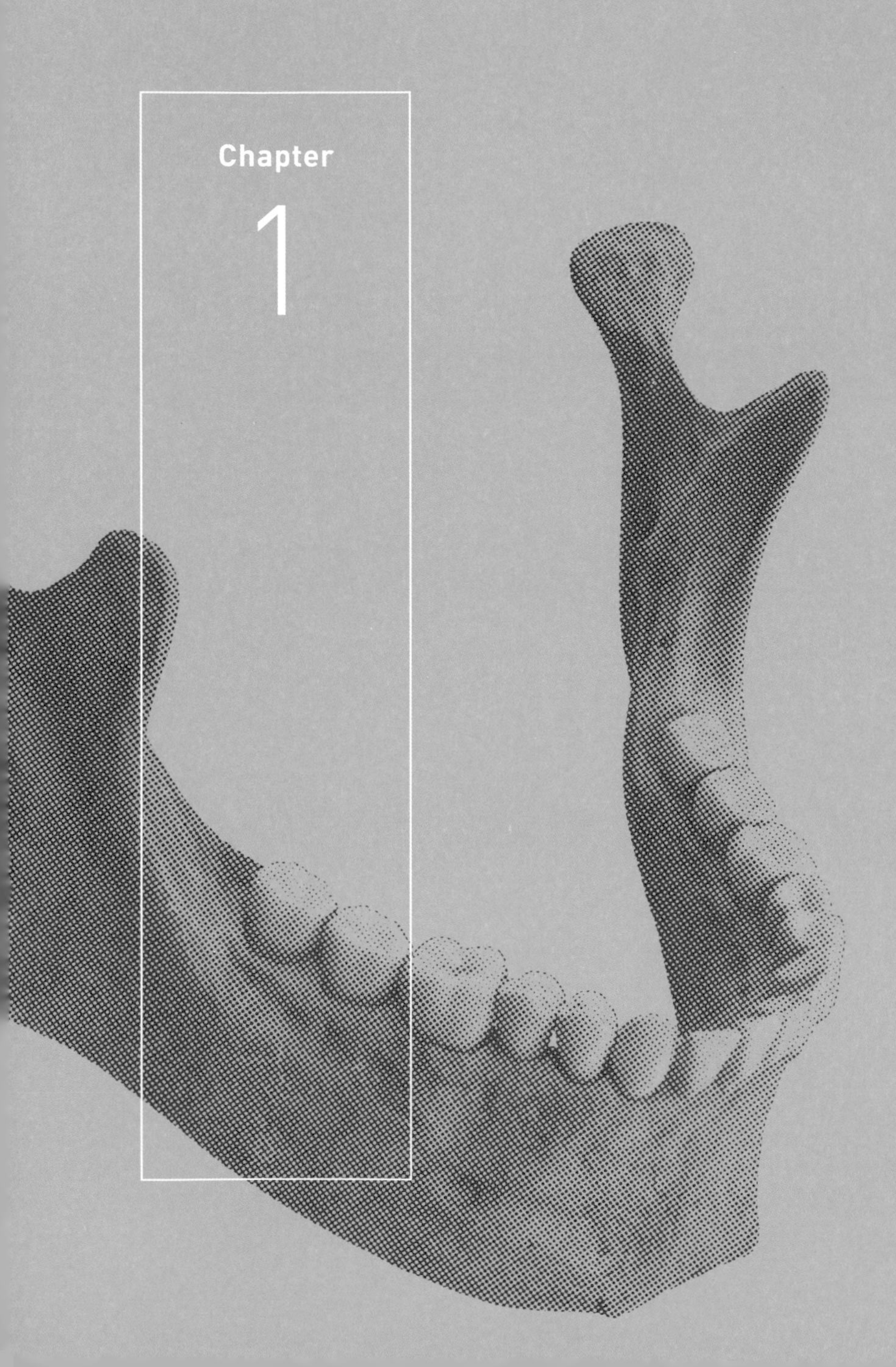

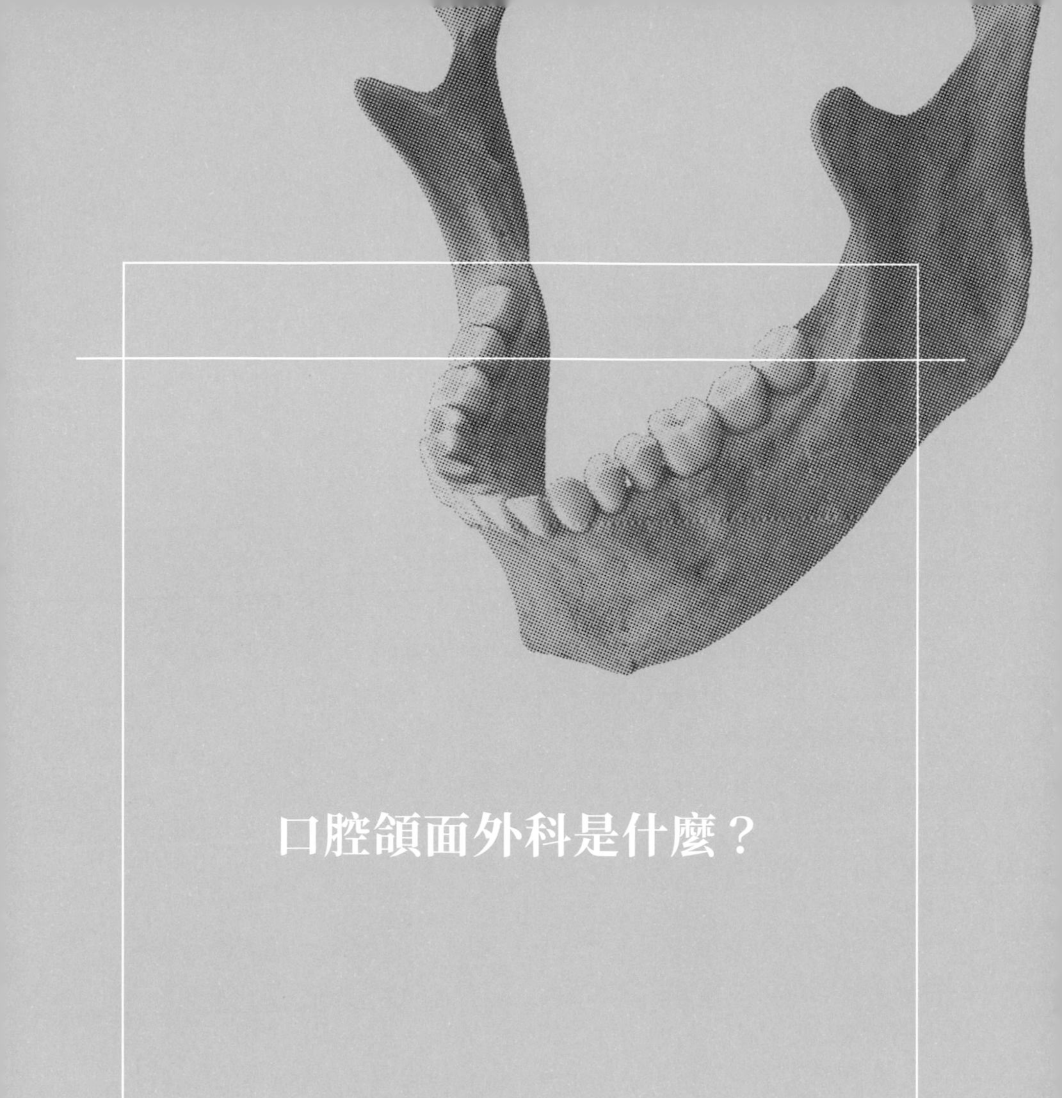

口腔頜面外科是什麼？

香港的口腔頜面外科

當有牙關節痛時，你會向什麼醫生求診？牙醫？家庭醫生？耳鼻喉科醫生？還是骨科醫生？不論你首先求診的是哪個專科，我估計很可能經過兩三次轉診後，你最後都會被轉介至口腔頜面外科。又如果，當確定自己有口腔及顎骨毛病時，我們又可以在哪裡找到口腔頜面外科專科醫生？

「口腔頜面」是指哪部位？

閱讀此書的第一步，首先要知道「口腔頜面」其實是指哪部位。我們從字面逐步解釋，所謂「口腔」是指口腔內的範圍，其中包括牙齒、牙肉、舌頭、口腔黏膜等組織。而「頜」是指顎骨，包括上顎骨及下顎骨，上顎骨涵蓋了鼻竇的範圍，下顎骨包括整個下顎骨及牙關節位置。最後的「面」就是指面部的範圍，包括面部表面的組織，例如皮膚、嘴唇及相關肌肉，也包括面部其他的骨骼組織，例如顴骨等。

口腔頜面外科醫生的工作

口腔頜面外科醫生是介乎牙醫與外科醫生之間的專科醫生，在香港的醫療體制下，受香港牙醫管理委員會監管，專科認證是由香港醫學專科學院及香港牙科醫學院發出。我們主要負責口腔及顎骨的病理及外科手術，包括一些簡單的口腔手術，如智慧齒移除、阻生及多生牙齒移除、植牙、植骨及相關的手術等。另外也會處理口腔及顎骨的病理問題，包括口腔黏膜病，顎骨水瘤、良性腫瘤、口腔癌症等的切除與重建，牙關節手術、頜面創傷骨折手術，兔唇裂顎手術，以至顎骨矯形手術及面部顎骨整形手術等。

2021 年本港口腔頜面外科醫生大約有七十多名，他們分別在公營醫院、大學機構及私家診所內應診。

公營醫院、大學機構及私家診所內的口腔頜面外科

政府醫院系統裡，再細分為衞生署或醫管局轄下的口腔頜面外科部門。衞生署的口腔頜面外科部門會接受衞生署轄下的牙科門診的轉介，或醫院內部的轉診。同時，與醫管局的口腔頜面外科部一樣，也會接受一些私家診所的轉介，並專門負責口腔手術及顎骨手術等。但這些部門的輪候時間相對私家診所而言一般也較長。

香港大學轄下在西營盤醫院道的菲臘牙科醫院也有口腔頜面外科部門，市民可以透過醫生轉介，又或者在早上輪候派籌求診。如果成功取得當天的籌號，便有牙科醫生在門診部接見。如果醫院覺得病人個案適合教學用途的話，會內部轉介到二樓的口腔頜面外科

部。因為菲臘牙科醫院是教學醫院，為本科及在訓專科醫生而設，所以醫院會視乎個別情況而定，把個案在內部分派給牙科學生或口腔頜面外科醫生。一般派發給牙科本科生的案例都是脫牙或相對簡單的小型口腔手術，例如智慧齒手術等。經過學生詳細檢查及評估後，醫生會審查評估所得的結果，如果情況適合，學生會在醫生監督下實習施行這些小手術。不過情況比較複雜的話，便可能交回專科醫生或部門教授應診。除了轉介個案外，普通市民也可以選擇在大學部門內以私家病人身份要求專科醫生應診。

最後如果想找私家醫生求診的話，可以選擇私人門診或私家醫院內的口腔頜面外科醫生。有些私家醫生會在自己的診所內應診，亦有些會在集團經營的牙科診所內應診。不過要留意，在香港，不是每一間私家醫院也有這類醫生駐診，如有需要，市民可事先在互聯網上相關網頁查詢。

總而言之，香港的口腔頜面外科專科醫生數目不多，市民對我們的認識其實也不足夠，筆者在較早前做了一項小型研究，發現大約有 75% 的受訪者從來沒有聽過這個專科。即使其餘 25% 聽過這個專科的人，也有超過一半人對我們這個專科有誤解。儘管是醫療界的同業包括醫生、護士及其他醫療工作者，他們對我們的認識也不多！因此，我希望可以藉著此書令大家認識我們這門專科多一點，同時可以幫助有需要的病人盡快找到合適的醫生！

口腔領面外科小知識

口腔領面外科是什麼？

未閱讀此書之前，各位讀者你們可曾聽聞過口腔領面外科這專科？根據香港2014年的一份調查報告，在一百零四份問卷回覆中，當中有接近75%的受訪者未曾聽過此專科，更遑論了解這專科的內容了。故此，筆者希望讀者閱讀完此書後，對口腔領面外科有更深的認識。

2014年口腔領面外科調查報告

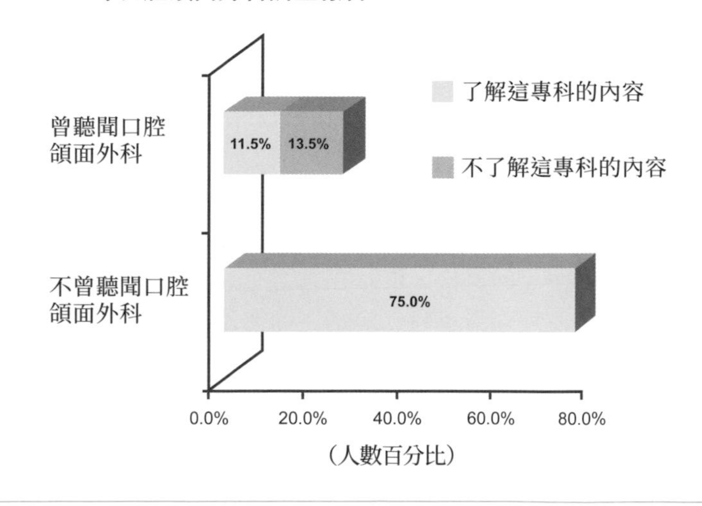

本文參考資料：

Lau SL, Do you think they know about us? Oral and maxillofacial surgery in Hong Kong. *Journal of Dental Health, Oral Disorders & Therapy.* 2014;1（2）:44–47. doi: 10.15406/jdhodt.2014.01.00011

在香港，如何成為口腔頜面外科醫生？

如前文所說，口腔頜面外科可算是一個介乎牙科與外科中間的一個專科，要在香港成為口腔頜面外科專科醫生，必須經過特定的訓練流程，及參與相關的專科認證考試，最後才可以得到香港牙醫管理委員會，以及香港醫學專科學院和香港牙科醫學院授予的口腔頜面外科專科醫生資格。

專科之路

不論在哪個國家，口腔頜面外科專科醫生必須完成牙醫本科訓練，並取得牙科醫學士的資格。現時在香港，牙科本科課程為期六年，課程涵蓋很多不同牙科專科，包括牙髓治療科、口腔修復科、牙周治療科、兒童齒科、牙齒矯正科，以及口腔頜面外科等。香港的牙科本科訓練課程中，牙醫學生除了能在書本及文獻上學習到專科的知識外，他們能參與口腔手術的機會相對較少，學生一般只會負責簡單的脫牙及智慧齒手術等。本科訓練著重於臨床檢查及診斷、外科手術基本概念、術前的病人評估，以及術後護理等，所以本科學生一般不會有機會處理較複雜的個案。不過，學生雖然沒有實戰的機會，但學校會安排他們觀察部門教授怎樣處理一些較複雜的個案，從中汲取知識。完成課程並考試合格後，便取得牙醫學士本科資格，繼而可申請口腔頜面外科專科醫生的訓練。專科醫生訓練為期最少六年，並由香港牙科醫學院監管整個訓練過程及提供相關認證考試。

口腔頜面外科醫生的訓練程序跟一般其他科目的專科醫生的模式大同小異。在外國，例如英國的口腔頜面外科醫生訓練時間非常之長。他們必須先修讀大約六年的牙科本科課程，然後要有醫科學位，加上相關部門訓練，最後才能進入口腔頜面外科最後的訓練階段及應考必需的考試，整個過程可能需要大約十五六年。在香港及很多亞洲地方的口腔頜面外科訓練當中，醫科學位是不需要的，學生只須修讀牙科本科，再經過六年的專科醫生訓練及應考必需的考試便可以。近年有些西方國家開始考慮減省醫科的學位要求，例如荷蘭幾年前已在商議是否保留這要求，因為當中有很多學習內容其實跟口腔頜面外科無關。

香港可以選擇的訓練中心

選擇在香港接受培訓的口腔頜面外科醫生，現時可以選擇的訓練中心主要有三個，包括衞生署轄下設有牙科及口腔頜面外科部門的政府診所、醫管局轄下的某些政府醫院，以及香港大學。如選擇在香港大學培訓中心在訓的醫生，必須修讀一個三年全日制的牙科碩士（口腔頜面外科），然後可以選擇再報讀兩年全日制的口腔頜面外科高級文憑課程。香港大學的口腔頜面外科服務門診部位於菲臘牙科醫院二樓的口腔頜面外科部，以及在西營盤的先進牙醫學研究所香港大學專科診所，而病人住院服務及手術室則設於瑪麗醫院，供牙醫本科生及在訓專科醫生做口腔頜面外科訓練及實習。姑勿論在哪一個培訓中心培訓，醫生也必須經過三年的基本訓練，然後才可以報考中期試，考試合格後便可進入第二輪的高級訓練。最後再考專科畢業試，通過考試後便可以正式獲取口腔頜面外科專科資格。當時（筆者考試當年，現時已改制）香港牙科醫學院舉辦的專科中期試及專科畢業試，均與英國愛丁堡皇家外科醫學院合辦。所以當醫生完成香港的訓練並取得專業資格的同時，也取得了英國愛丁堡皇家醫學院的院士認證。

任何專科醫生的訓練，包括口腔頜面外科的訓練，時間都很長，真的不容易，所以不是很多醫生會踏上專科訓練這條道路，但是如果自己本身很喜愛這個專科的話，就不會覺得太辛苦，相反如果只是為了某些原因而踏上專科訓練，那日子便不容易過了。2021 年，香港註冊的口腔頜面外科專科醫生只有大約七十名，數量不算多。希望未來會有更多年青醫生投身口腔頜面外科這個專科，為香港、亞洲及國際口腔頜面外科多出一分力！

香港與亞洲及國際口腔頜面外科的聯繫

口腔頜面外科跟其他醫學專科一樣，如果與外界沒有緊密的交流，便不能持續進步。香港不但有著世界頂級的牙醫學院，口腔頜面外科部門亦有教授及團隊不斷進行各樣的研究項目，在國際醫學期刊發表很多論文。無可否認，醫學及研究上的知識交流的確非常重要，但是與外界的社交及友誼連結亦絕對不能輕視，故此我們需要一些學術團體，把不同國家的口腔頜面外科醫生連結起來，如香港口腔頜面外科學會（The Hong Kong Association of Oral and Maxillofacial Surgeons）就正背負著這個非常重要而且嚴肅的使命。

口腔頜面外科學會做什麼？

香港口腔頜面外科學會當初成立的目的主要是為了在香港推廣口腔頜面外科這個專科，此外為會員及在訓會員謀取醫學上及各樣的福利也是主要目的之一。其實很多不同的國家或地區也有自己的口腔頜面外科學會，分別隸屬不同的區域學會，例如香港口腔頜面外科學會就是亞洲口腔頜面外科學會的屬會之一。除了亞洲口腔頜面外科學會之外，另外還有澳紐、非洲、歐洲、美洲及南美洲各州等的口腔頜面外科學會。涵括全球口腔頜面外科學會的其中一個最重要的學會就是國際口腔頜面外科學會（International Association of Oral and Maxillofacial Surgeons, IAOMS）。

這些學會會不定期聯繫、討論及交流，其中重點活動是舉行一些區域性或國際性的口腔頜面外科會議。國際性醫學會議是醫生交流最新研究心得的重要平台之一。

舉辦國際口腔頜面外科會議

2017 年 3 月底，香港舉行了第二十三屆國際口腔頜面外科會議。這個會議每兩年舉辦一次，每次分別在不同的國家或地區舉辦，而這次是香港第一次舉辦及主持這個會議。是次國際學術會議吸引了全球大約七十七個國家，共一千七百人到香港參與這個盛會，因為外地訪客的數量頗多，香港旅遊發展局也撥款支持。這些國際會議上，學術交流的範圍一般會涵蓋所有有關口腔頜面外科的技術及知識，例如顎骨矯形手術、頜骨骨折創傷、植牙與植骨的新發展等。值得一提的是近年開始普及的三維打印技術、電腦導航、電腦手術方案製作、電腦製作及設計的手術用導板等，都是觸目的焦點。亦有公司推出虛擬實景軟件，給在訓專科醫生做手術訓練，例如簡單的口腔手術程序等。這些創新的概念及技術吸引了不少科技愛好者及年青人的目光，希望將來除了可以應用這些技術在學術討論外，更可以引入大學，供本科生訓練及學習之用。 這些最新的科技及醫療儀器，可供會場展覽區域內的參觀人士了解及親身試用，切實地體驗最尖端的科技，並給予意見及互相交流心得。

嚴肅也輕鬆

除了學術研討會，大會特地加入了輕鬆的環節，例如在一所本地足球學校的協助下舉行了為期一天的小型世界盃足球比賽，這是史無前例的，而且十分順利。此外也有其他吸引年青受訓醫生的活動，例如設計項目「未來口腔頜面外科儀器大賽」、NextGen 青年醫生論壇、好像 Ted talk 一般輕鬆愉快的「DET's It」短講環節等，也獲得一致好評。

其實香港較早前也舉辦過一個亞洲口腔頜面會議，但是 2017 年舉辦的大型國際性口腔頜面外科會議則是第一次，我們現階段也正在籌劃香港口腔頜面外科的未來發展，希望將來可以再次舉辦亞洲或國際性的醫學研討會，吸引更多口腔頜面外科醫生到香港交流，從而提升香港在口腔頜面外科界的地位。

香港口腔頜面外科學會舉辦的會議很多時候也獲得國際口腔頜面外科學會的高度評價及讚揚，因為香港不單是個國際大都會，同樣也有著地理上、經濟上、醫學科研上的優勢，種種條件令外界對香港口腔頜面外科的國際地位給予了相當的肯定！其實香港也有醫生擔任過亞洲口腔頜面外科學會及國際口腔頜面外科學會會長一職，身為香港的口腔頜面外科醫生的一員，我感到非常驕傲。

Chapter 2

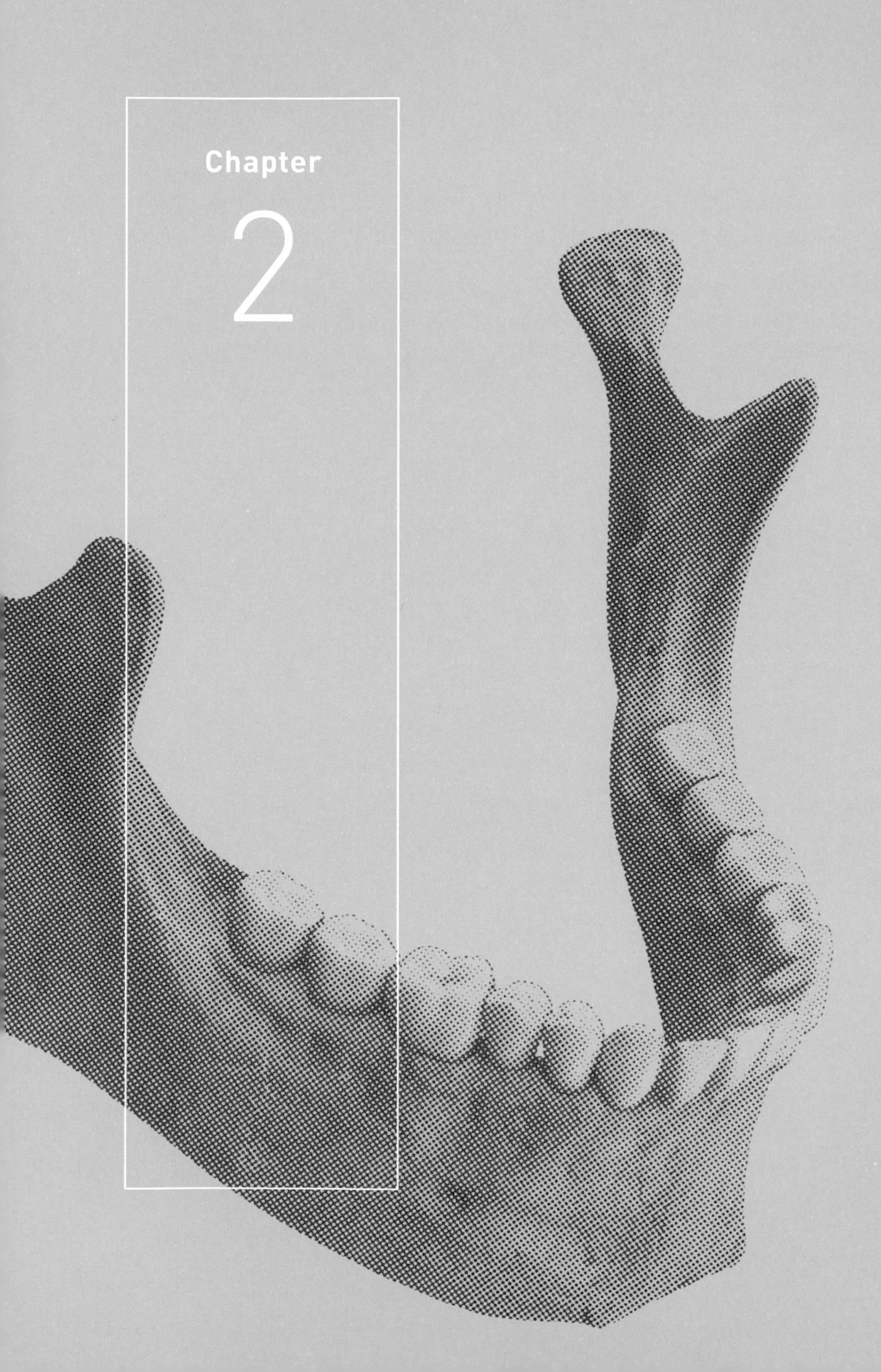

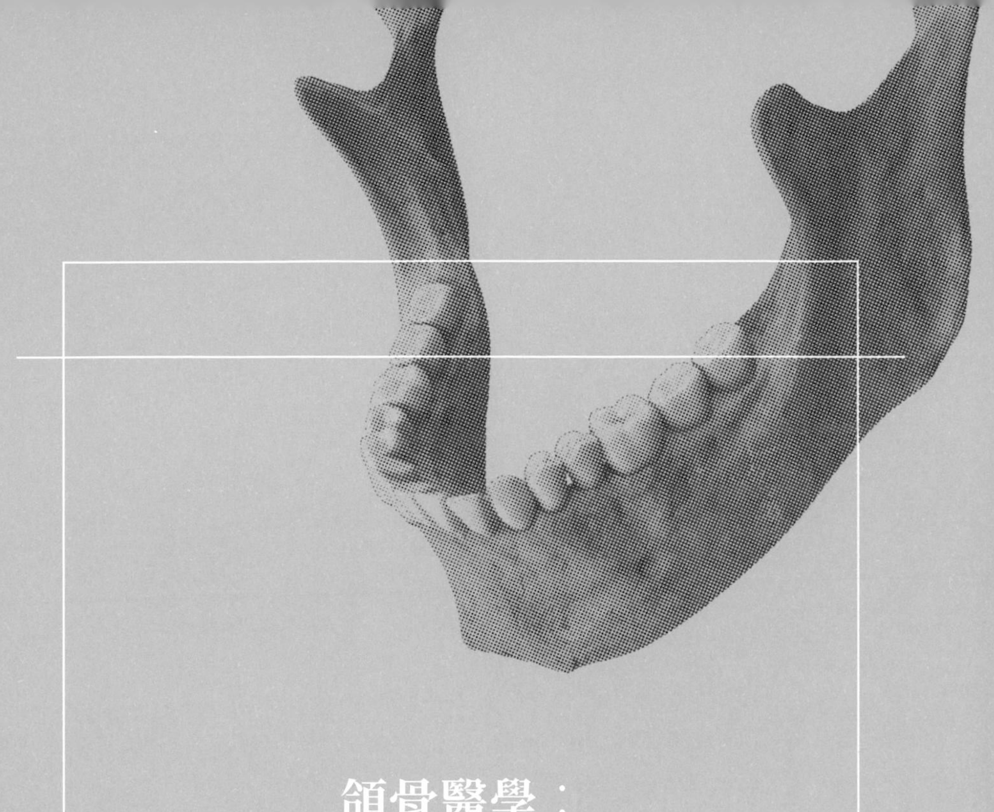

頜骨醫學：
正確認識常見病例與治療

牙齒篇

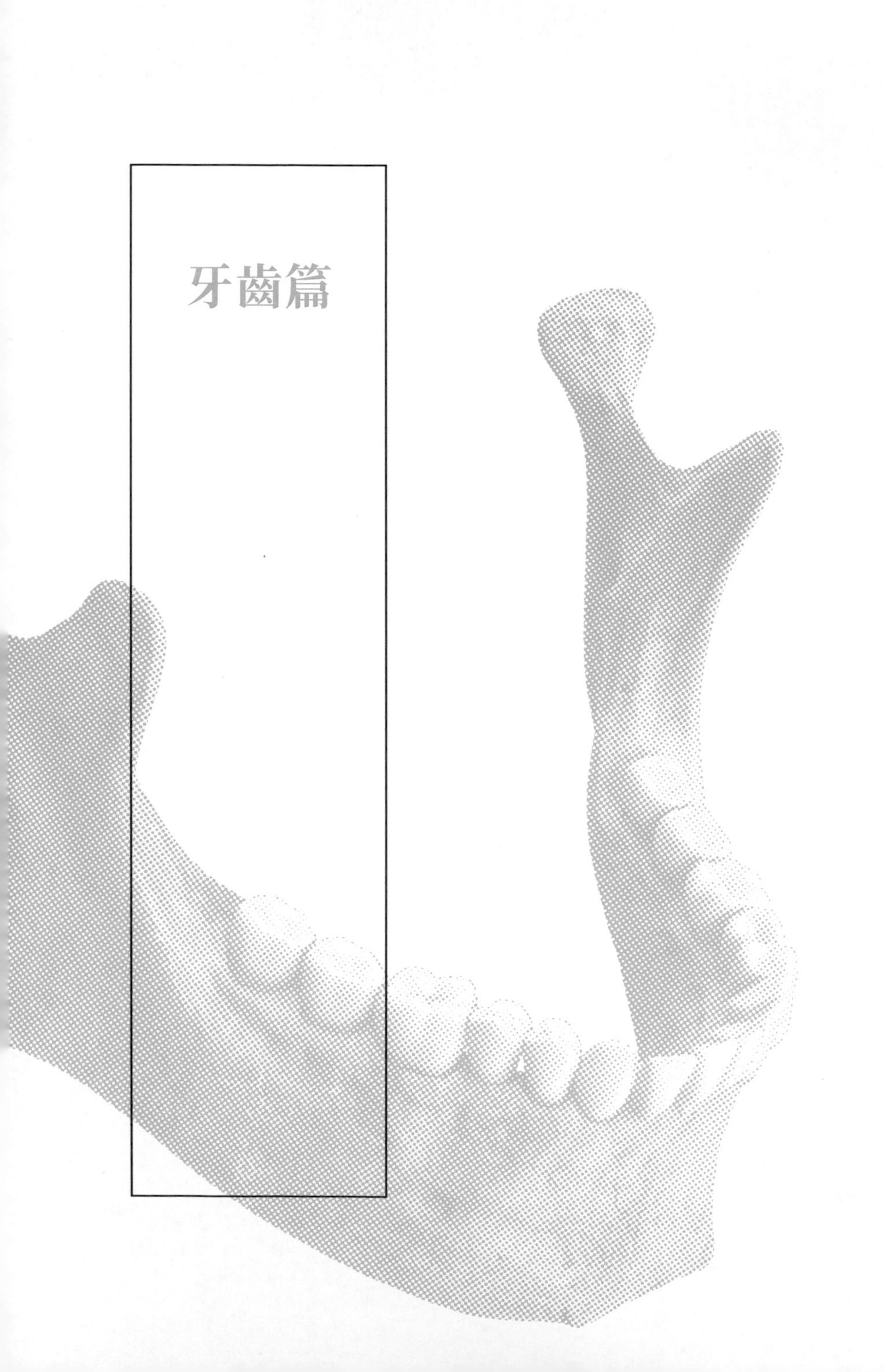

為什麼叫智慧齒？

相信很多人也經歷過一定程度上的牙痛，最常見的，又或者應該說最自然的牙痛，一定要數智慧齒（wisdom tooth）剛開始長出來的那個時候。

一般成年人在大約十三四歲的時候，智慧齒便會開始在顎骨裡形成。統計顯示，智慧齒從牙肉長出來的年齡大約為十七至二十一歲，不過，這只是個參考，事實上還有很多不同的原因有可能影響智慧齒的生長時間。而且，可悲的現實是，大部分長出來的智慧齒也有角度不正、橫生或阻生的問題。有時候有病人會問，究竟智慧齒有什麼作用？它帶給人類的問題好像總比好處多。也有人笑說，智慧齒是為牙醫而生的，因為它給牙醫帶來不少的經濟收入！

口腔頜面外科小知識

認識我們的牙齒

正常成年人口腔內總共有三十二顆牙齒，上顎及下顎每邊各十六顆。以單一邊上顎及下顎解說，牙齒的分布分別是正中間的四顆門牙，每邊一隻犬齒，每邊兩隻小臼齒，及每邊三隻臼齒（俗稱大牙）。牙醫慣常使用編號去代表每一隻牙齒，如下圖：

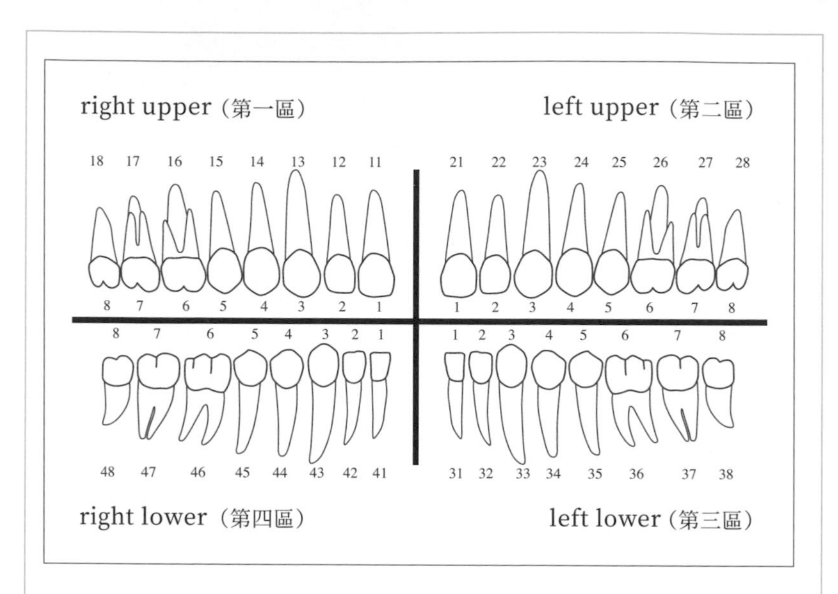

首先我們會把牙齒分開四個區域，如上圖顯示左上部分就是第一區。但是要留意這幅圖像顯示的牙齒，是假設患者面對著你的方向，所以上圖的左側便是患者的右邊牙齒，相反圖上的右側，就是患者左邊的牙齒。根據這個概念，第一區牙齒（上圖的左上區域）所指的是患者的右邊上顎牙齒。第二區是患者的左上牙齒，第三區是患者的左下牙齒，第四區是患者的右下牙齒。這個系統看似很複雜，但是其實很簡單，從第一區開始順時針數過去便是第二、第三及第四區。認識了不同區域後，我們便把每一顆牙齒編一個編號，每個區域中，正中間的門牙是 1 號牙，然後從中間門牙位置開始數到顎後段的牙齒，直至到最後一顆臼齒便是 8 號牙。最後在每顆牙的編號前加上各區的區域編號。例如，患者右上的犬齒是 13 號牙（區域一，由門牙數起第三顆牙齒），而左上的智慧齒便是 28（區域二，由門牙數起第八顆牙齒）。雖然這只是其中一種編排牙齒編號的方法，但香港牙醫慣常也是使用這方法的。

「智慧齒」？

智慧齒的正確學名為第三大臼齒（third molar），有些香港牙醫也會稱它為「八仔」，上下顎左右總共有四隻。曾有一項研究指出，大約有 30% 的人天生會缺失一隻或多隻智慧齒。很多人會因為長出四隻智慧齒而感到自豪，但有更多人會因為天生缺失智慧齒而感到高興。我們時常會想，既然智慧齒對咬合功能沒有太大幫助，究竟智慧齒為什麼要長出來？同時，另外一個更多人問的問題是，為什麼智慧齒會稱為「智慧齒」？

智慧齒這個名稱的來歷眾說紛紜。有指是因為智慧齒一般大約在青春期形成，這是人類開始思想成熟的時候，照理也是比較有智慧的時候，因此，既然這牙齒是在此時形成，故稱之為智慧齒。另外也有一個說法，因為智慧齒在其他牙齒長出及排列好後才長出來，而且很多時候長出來時是向前傾斜的，所以它協助了其他牙齒整齊排列，避免牙齒因為向後移動而造成前面牙齒排列出現空隙，此等運作，犧牲了自己的排列，維護了前牙排列的整合性，所以有人覺得這個牙齒特別有「智慧」，故稱為智慧齒。當然這些只是傳聞，但作為茶餘飯後的討論話題也頗有趣。

無論其名稱由來的真正原因是什麼，只要一說到「智慧齒」，大家便會自然知曉所指的是哪一隻牙齒。雖然許多人也不喜歡它帶來的不便，但是我們也要關注它的生長及健康。

常見的智慧齒問題

一、形成牙肉袋

不能完全長出來的智慧齒一般統稱為阻生智慧齒，它們會帶來很多問題。因為阻生的智慧齒常常會傾斜地長在顎骨裡面，所以一部分的牙冠外露在口腔中，另外一部分則藏在牙肉裡邊。外露出來的牙冠因為周邊有牙肉蓋著，形成一個小型的牙肉袋，當我們每次進食的時候，食物殘渣便會藏在這牙肉袋裡面，難以察覺，久而久之便引致紅腫發炎，嚴重的話可能整個面頰也會腫脹起來，張口困難，甚至乎細菌擴散至附近淋巴及口腔底的組織，引致更嚴重的問題。

二、牙周病

因為阻生的智慧齒排列通常是呈傾斜的角度，所以會與前面牙齒形成一個三角虛位，容易積聚食物殘渣及細菌。因為這個虛位一般處於牙肉甚至牙床骨裡面，所以患者無法清潔，慢慢地這些污垢便會引致慢性發炎，漸漸令牙床骨萎縮，繼而形成更大的虛位，此過程不斷惡性循環。最終，牙槽骨的萎縮不但令虛位愈來愈大，更容易積藏食物污垢，也會令承托前面那顆牙齒的牙床骨減少，形成局部的牙周病，嚴重更會令牙齒鬆動，甚至脫落。

三、蛀牙

當然如果食物殘渣積藏在智慧齒與前牙中間又清潔不到的話，便有可能導致蛀牙。偶爾蛀牙會出現在智慧齒那邊，但更多的時候是發生在前面牙齒，因為一般傾斜的智慧齒牙冠部分會接觸著前方牙齒的牙腳位置，而牙腳部分沒有琺瑯質，因此會比較容易被侵蝕。

四、牙齒不整齊

此外，另外一個可能潛在的風險就是橫生的智慧齒帶來向前推的壓力，引致前排牙齒移動及排列不齊整，所以有些患者會發覺智慧齒生長時，前排下顎的牙齒慢慢變得不整齊，有可能就是因為智慧齒所致。

關於智慧齒導致牙齒排列不整齊這一點，歷來都具有爭議。文獻記載的研究報告中，有些會傾向贊同橫生的智慧齒會引致這問題，但也有些研究報告有其他不同的總結。根據近期大型的系統調查，結果也沒有發現任何證據顯示橫生的智慧齒會影響前顎牙齒排列不齊，所以應否擔心這個問題呢？這是很個人的想法或因個別情況而定吧。

與此同時，亦有患者會擔心手術移除智慧齒後，前排的牙齒會否因而向後移動，造成罅隙，甚至牙齒鬆動。現階段並沒有任何研究證實這件事情會發生，但就個人經驗而言，大部分牙齒會因為咬合力角度的原因，只會向前移動，極少會向後移動，所以也不用太擔心。

總括而言，上述這些只是潛在的風險，不一定會發生。智慧齒帶來最常見的口腔問題大家也可能曾經經歷過，如牙肉腫痛、張口困難、面腫發燒等。當然有些時候患者長出智慧齒時，不論是正常角度生長或是阻生，可能都沒有為患者帶來任何問題，至於是不是要及時把智慧齒移除，便要由醫生因應個別的情況做臨床判斷。其實不是所有智慧齒都必須移除，如果智慧齒生長正常，患者能徹底地清潔牙齒及周邊牙肉的話，那麼智慧齒便有可能可以保留。姑勿論智慧齒會不會令你產生任何不舒適，當大家發現自己的智慧齒長了出來時，也應該找牙醫檢查一下。

口腔頜面外科小知識

牙齒的結構

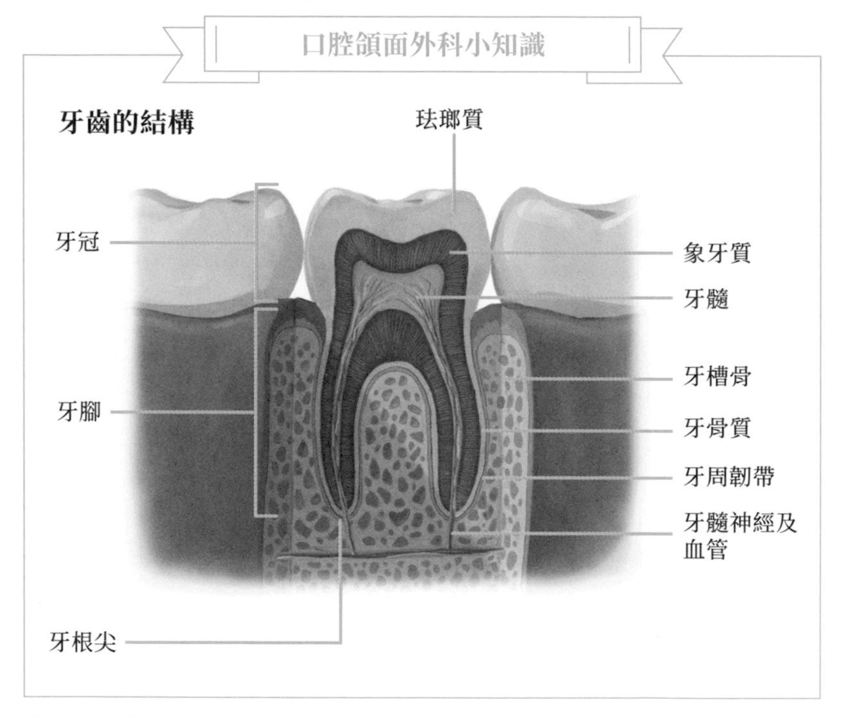

本文參考資料：

Carter K, Worthington S. Morphologic and Demographic Predictors of Third Molar Agenesis: A Systematic Review and Meta-analysis. *Journal of Dental Research.* 2015;94（7）:886–894. doi: 10.1177/0022034515581644

Mettes TG, Nienhuijs ME, van der Sanden WJ, Verdonschot EH, Plasschaert AJ. Interventions for treating asymptomatic impacted wisdom teeth in adolescents and adults. *Cochrane Database of Systematic Reviews.* 2005;（2）:CD003879. doi: 10.1002/14651858.CD003879.pub2

手術移除智慧齒

上文了解過智慧齒的常見問題後，相信大家也會同意，智慧齒似乎帶給我們的麻煩比好處多，所以在較多的情況下，患者也會選擇尋求醫生移除智慧齒，避免日後發生問題。那麼究竟智慧齒手術是怎樣的？術後會有什麼感覺？會不會有潛在風險？下文會探討一下這方面的內容。

手術前評估，排除風險

一般而言，醫生會在手術前進行詳細檢查，亦會翻查患者病歷，看看有沒有長期病患，如心臟病、糖尿病及藥物過敏等，又或有沒有正在服用什麼藥物，例如薄血藥或長期服用類固醇等。心臟病及血壓控制不佳的病人，有可能會因為麻醉藥的反應或對手術緊張及恐懼的心情，令血壓上升，心臟負荷過重，從而影響心臟功能或引發不必要的後遺症，嚴重的更可能會有中風的風險。至於糖尿病病人方面，如果控制不佳，傷口癒合便會較困難，術後口腔的感染機率也較高。所有需要長期服藥的病人也不容掉以輕心，醫生在手術前的評估中要了解他們服用的是什麼類型藥物，如有需要可在手術前調整一下服用藥物的時間或次數，減低潛在風險。因為移除智慧齒是口腔小手術，有時更需要麻醉，所以醫生會比較謹慎，需要判斷會不會有什麼病歷可能影響手術的安全性。

其次，醫生須在手術前為患者拍攝口腔X光片，因為醫生必須先要看清楚阻生智慧齒的牙冠與牙腳，才能做出準確的手術及風險評估。一些小型的牙齒X光片（periapical film）有可能不能完全看清楚智慧齒的輪廓，但最重要是看到神經線的位置，及神經線與牙腳尖的距離。智慧齒牙腳尖附近的一條主幹神經線，是下齒槽神經線，負責同側牙齒及牙肉的感覺神經，因為神經線在下顎骨一個小洞裡面走出來，再進入嘴唇及下巴皮膚位置，所以同時也負責這個範圍的感覺。如果初步評估神經線很接近智慧齒的話，醫生便會建議病人接受全口腔X光片（orthopantomogram, OPG），甚或立體的錐狀射束電腦掃描（cone beam computed tomography, CBCT）來輔助診斷。這樣的話可以更清楚看到神經線跟智慧齒的三維關係，同時亦可以利用電腦軟件量度神經線跟牙腳尖的距離，這樣的評估比較準確及客觀，有效減低手術的風險。上顎智慧齒因為距離上齒槽神經線較遠的關係，一般也不用擔心碰到，不過此處有另一個擔憂，因為牙腳上端是鼻竇位置，所以醫生術前也要評估會不會有可能碰到或弄穿鼻竇黏膜，從而引致鼻竇發炎或口腔鼻竇漏管等。最後醫生把所有相關風險向患者解釋清楚之後，便會安排手術。

手術當天的注意事項

手術當天，醫生一般會建議患者先吃少量食物，因為手術後會有傷口及麻醉的緣故，短時間內難以正常進食。

不過，如果身體承受不了局部麻醉，或是智慧齒藏在牙槽骨很深的位置，有可能引致神經線相關潛在風險，又或是同時需要進行多隻智慧齒移除手術的話，患者便可能要選擇在監察麻醉或全身麻醉下移除智慧齒。此類患者需要空腹六小時不能進食，更要安排手術後有成年人陪同回家。

手術開始！

手術前會先用局部麻醉針把牙肉及牙齒麻醉，如果需要麻醉的地方是下顎，一般會沿用神經線麻醉的方式（inferior dental block, ID block），即是將麻醉藥放在神經線附近，麻醉整條下顎神經線，使同側下顎牙齒及牙肉沒有痛楚的感覺。此外，醫生也會在牙齒附近的牙肉放一些滲透性的麻醉藥（infiltration anaesthesia），令麻醉的效果更佳。如果需要移除的是上顎智慧齒，一般只會選用滲透式的麻醉，因為上顎骨的密度比較低，麻醉藥較容易滲透到骨內的牙腳神經線當中，達到麻醉的效果。

麻醉後，手術便正式開始，醫生會先用手術刀片把牙肉切開，然後用儀器將牙肉及骨膜從顎骨表面分離，令牙槽骨外露。如果智慧齒藏在牙槽骨內，醫生便要用儀器將牙槽骨移除，令整個牙冠外露。角度許可的話，可以用工具把牙齒直接取出來；但如果角度空間位置欠佳，便要用鑽頭把牙冠與牙腳分開，首先將牙冠拿出製造更多空間，隨後便可以把剩餘的牙腳拿出來。

牙齒移除後，用生理鹽水清洗一下傷口，檢查有沒有遺留牙齒的碎片等。因為一般阻生的智慧齒也會引致牙肉周邊發炎，所以也要用儀器清刮一下發炎的組織，令傷口癒合更佳。因為這時候牙肉已翻開，我們可以清楚直接地看到前牙牙腳，所以也可以用超聲波儀器把前面牙齒清洗一下。檢查過沒有碎片遺留後，便可以用縫線把牙肉縫合，然後給予病人一些紗布咬緊來止血，一般咬緊大約二十分鐘便可以止血。

術後，醫生會給予病人止痛藥、消毒殺菌漱口水及紗布帶回家止痛及消毒傷口用。在某些情況下，醫生也會處方抗生素，以降低術後的感染風險。這樣的手術，預計患者需要忍受大約三至五天左右，腫痛便會消失。如果沒有發生感染問題，普遍術後一兩天左右便可以正常進食。

口腔頜面外科小知識

全口腔X光片（orthopantomogram, OPG）是什麼？

這是指一種可以看到整個上下顎骨包括所有牙齒的全景X光片，儀器一般會比較大，患者在特定的位置把咬合桿輕輕咬著，便可以把顎骨及牙齒暫時固定在一個位置，X光射線從一端射出來，顎骨的另外一邊有X光片接收穿過顎骨的X光，從而得到影像。要達到全景影像的效果，X光射線在發放的時候要跟X光片同時間在頭骨外圍轉動一圈。

多生齒及它的原產地

成年人正常總共擁有三十二顆牙齒，上下顎各十六顆。上下顎骨各有四顆門牙、兩顆犬齒、四顆小臼齒及六顆臼齒（俗稱大牙，其中最後的臼齒，亦即是第三臼齒，也稱為智慧齒）。但是原來不是每一個成年人也一定擁有三十二顆牙齒，有些人會有天生牙齒缺失，亦有些人的牙齒會多於三十二顆。最常見先天缺失的牙齒應該是智慧齒，研究報告顯示，大約有 30% 的成年人缺失一隻或多隻智慧齒。不過，因為智慧齒很多時候帶給患者麻煩多於好處，所以缺失智慧齒的患者一般也會不太介意。相反，如果長多了牙齒便可能引致很多其他潛在的問題。

多生齒的成因

多生齒大多數成因不明，一般認為這跟牙齒生長時候的細胞分裂有關。當然也有少部分人是因為遺傳引致，有些時候是由一些綜合症引致多生齒生長，例如加德納綜合症（Gardner syndrome）和鎖骨顱骨發育不全（cleidocranial dysplasia）的病人有較大可能出現多生齒。姑勿論其成因是什麼，多生齒的形成也是由牙齒細胞分裂所致，令牙齒附近位置長出另外一顆牙齒。最常見的多生齒是長在上顎的前端，也有在小臼齒附近，但理論上牙槽骨任何位置也可以長出多生齒。多生齒有時候是完整牙齒的形狀，也有可能是顆微型牙齒，或只是一粒一粒的牙齒物質。不論長出來的形狀是什麼，在顯微鏡底下，它們也是一些正常的琺瑯質及象牙質，在結構上跟正常牙齒沒有太大分別，它們也包括了正常牙齒的不同組織，例如牙髓內的血管及神經線，以及表面有琺瑯質及象牙質的分布等，只是看起來細小一點。

多生齒有害？

多生齒雖然不是對人體有害的組織增生，但其形成會為患者帶來很多麻煩，而且對人體來說根本沒有什麼用途。大多數情況下，多生齒是隱藏在顎骨內，稱為阻生多生齒。如果它們從顎骨內長出來的話，一般也會在正常牙齒位置以外的空間長出來，容易為日常生活帶來不便，例如牙齒排列不美觀、清潔困難，或引致牙周病及蛀牙等問題。相反，如果阻生多生齒不長出來而藏在顎骨內，視乎隱藏的位置，它們引致的問題及主要潛在風險大概可以分為兩大類：多生齒藏在顎骨內的風險和手術移除多生齒時的手術風險。

一、藏在顎骨內的風險

藏在顎骨內的多生齒，很多時候也非常接近其他正常排列的牙齒，最常見的生長位置在上顎正門牙中間，英文稱為mesiodens。因為多生齒有可能會在顎骨內漸漸移位，一旦觸碰到其他牙齒，可能會引致正常牙齒的牙腳收縮，引致牙齒鬆脫或牙髓壞死等。如果這些多生齒的生長延伸到附近其他組織的話，也有可能引致破壞，例如壓著神經線、鼻竇發炎等。

多生齒跟其他正常牙齒一樣，形成時候會有胚胎包圍著牙冠，一般牙齒在正常地長出來以後，這些胚胎便會破開成為周邊牙肉。但是由細胞分裂形成的多生齒生長角度很隨機，所以極有可能是阻生的。換句話說，多生齒會從牙肉長出來的機會率非常低。研究報告顯示，這類藏在顎骨裡的牙齒胚胎中，例如橫生的智慧齒，大約有 2.7% 的機會率因為周邊組織液體的蛋白密度不同，水分慢慢地從附近組織抽進胚胎內，引致胚胎膨脹，令細胞分裂，漸漸形成俗稱水瘤的囊腫。如這些囊腫膨脹壓著周邊組織，便會引致侵蝕性的破壞，包括壓力導致附近牙齒或牙腳被破壞、顎骨被侵蝕、神經線被壓著等問題。這些情況同樣會發生在阻生的多生齒當中。

二、手術風險

要移除這些阻生多生齒，需要進行簡單的口腔手術。如果多生齒非常接近附近正常牙齒的牙腳尖，手術過程中，有可能會把附近正常牙齒的牙髓神經線及微絲血管弄斷，引致牙髓壞死、牙根尖感染。如不幸發生這情況，早期患者一般也不會察覺有什麼問題，但一段時間過後，患者便會感覺到腫脹不適、牙齒變灰或產生膿瘡等，如此牙齒便要進行根管治療（俗稱「杜牙根」）清除發炎，才能把牙齒保留。

如果阻生的多生齒較為接近其他重要的組織，如鼻竇或神經線的話，帶來的後遺症可能更加嚴重。因為這些多生齒可能會因壓力或移動而破壞了這些附近的組織。例如，如果它們太接近鼻竇的位置，那麼手術期間就有可能把鼻竇黏膜弄穿，引致口腔鼻竇漏管，這樣的話，患者的口腔以及鼻竇便會形成一個小洞，喝水或漱口的時候液體便會走進鼻竇及鼻孔內，有可能引致鼻竇發炎。如阻生的多生齒接近神經線的話，手術移除的過程中，也有可能會破壞神經線，造成相關位置感覺失調及麻痺等症狀。

很多時候患者也不會察覺自己顎骨裡長出了多生齒，普遍是患者看牙醫時偶爾間照X光片時發現，又或是某天發覺自己牙齒排列不齊，到牙齒矯正科看診時才發現。這些時候，牙醫會轉介口腔頜面外科醫生安排多生齒移除手術。但是姑勿論本身是不是因為牙齒矯正的原因求診，大部分的多生齒都應該在安全的情況下盡早移除，以免日後產生更嚴重的後遺症。

口腔頜面外科小知識

什麼是加德納綜合症（Gardner syndrome）和鎖骨顱骨發育不全（cleidocranial dysplasia）？

加德納綜合症是一種遺傳病，主要影響皮膚骨骼及消化系統等。一般常見在腸道及胃部內形成瘜肉甚至腫瘤。另外，它可能會引致骨瘤、骨增生及多層次的問題，影響外觀。

至於鎖骨顱骨發育不全也是遺傳性的疾病，因為成骨細胞發生基因突變，引致骨頭成長非常緩慢，骨與骨之間的縫合也極慢，典型情況是造成頭大臉小的外觀及鎖骨發育不全等，常見也會形成多生牙齒。

本文參考資料：

Carter K, Worthington S. Morphologic and Demographic Predictors of Third Molar Agenesis: A Systematic Review and Meta-analysis. *Journal of Dental Research.* 2015;94（70）:886–894. doi:10.1177/0022034515581644

Stathopoulos P, Mezitis M, Kappatos C, Titsinides S, Stylogianni E. Cysts and tumors associated with impacted third molars: is prophylactic removal justified? *Journal of Oral and Maxillofacial Surgery.* 2011;69（2）:405–408. doi: 10.1016/j.joms.2010.05.025. Epub 2010 Nov 2. PMID: 21050646.

器官可以移植，牙齒也可？

相信大家對器官移植這個話題不會感到陌生，一般討論的器官包括肝臟、腎臟、心臟、眼角膜及骨髓移植等。現時器官移植的技術愈來愈成熟，成功率相對以往也愈來愈高。但是，大家可聽過原來牙齒也可以移植？

原始的牙齒移植

原來早在很久以前，人類已經嘗試把其他人或動物的牙齒移植到自己身體上，希望藉此解決牙齒缺失的問題。當然這做法的成功率接近零。以現代的科研及醫學技術來說，此做法有兩大問題。一方面身體免疫系統會排斥，另一方面也會有傷口感染的風險。而且其他器官的情況與牙齒不同，前者在身體內幾乎是無菌狀態，但是牙齒在口腔裡面的細菌數量卻是超乎我們的想像。因此，所謂牙齒移植，現今意思是指自身牙齒移植，概念是將自己的牙齒，從一個位置移植到另外一個位置。當然，醫生進行牙齒移植的時候，只會選擇一些沒有功能，或功能性比較低的牙齒，透過移植填補一些位置較有功用又有缺牙問題的位置。常見的做法是用阻生或長不出來的牙齒取替其他缺失牙齒的位置，例如阻生智慧齒最常用來移植取代缺失的臼齒（大牙），以修補功能上的缺失。

牙齒移植的先決條件

醫生會在術前詳細評估接受移植牙齒的位置的牙槽骨是否足夠承托移植的牙齒。另一重要因素是缺牙位置的空間是否足夠，例如前後牙有沒有傾斜及移位，對頜牙齒有沒有過分長出來以致上下空間不足夠。其實每當牙齒拔掉後，附近牙齒普遍會出現移動情況，就一般經驗而言，平均會在拔掉牙齒大約三至六個月後便可能會有較明顯的牙齒移動問題發生。所以如果牙齒已經拔掉了很久，患者很可能會有牙槽骨萎縮及空間不足的問題，這些情況便會令移植牙齒手術更加困難。

另外，手術前必須評估移植牙齒本身的狀況，現今醫生多數會選擇用立體電腦掃描技術來預測牙齒的形狀及大小是否適合移植到缺失牙齒的位置。此外，現在已經有很多不同的電腦軟件，甚至可以用電腦模擬牙齒移植的手術過程，準確地預測移植是否可行。做法是醫生首先把電腦掃描的數據載入電腦軟件內，模擬將牙齒移動到缺牙的位置，再把牙齒的位置調校至準確吻合缺牙空間及上下咬合的位置。當找到牙齒吻合的位置後，電腦軟件便可以根據結果設計出固定牙齒的咬合板，最後用 3D 打印技術來製作。這樣可以將預計移植牙齒的位置，準確地轉移到患者的口腔內。然而，仍然有很多時候牙齒並未能夠完全吻合缺牙位置，所以牙齒移植後有可能還要施予額外的跟進治療，例如利用牙齒矯正技術把移植的牙齒移動到合適的位置，又或者醫生可以用一些補牙物料或製作牙冠令咬合更加準確。

牙齒移植的成功率

事實上，牙齒移植的成功率確實不高，所以這不是個普遍慣常會使用的方法。除了牙齒能否吻合缺牙空間外，醫生也要看看拿出來的牙齒是否適合移植，因為如果牙齒的牙腳已經完全成長，把它移植到牙槽骨內另外一個位置後繼續生長的可能性不大。有研究報告指出，牙腳形成大約三分之二前，牙髓內的幹細胞數量比較多，而且牙齒的形狀大概已穩定了，這個時候把牙齒移植的成功機會最高。

如上文提及，把牙齒移植到新的位置後，醫生必須把牙齒固定，固定的方法有時候會用咬合固定板，亦有時候會用補牙物料，或把移植的牙齒跟前後的牙齒以不鏽鋼金屬線固定。固定時間視乎牙齒的大小，一般也不會少於六至八星期。這時剛剛移植的牙齒不能承受太大壓力，所以建議患者不要使用移植的牙齒來咀嚼進食，醫生有時更會故意把牙齒放低一點點，令對合牙齒咬合力降低。最後當牙齒穩固地生長在牙槽骨內後，醫生便會把固定的物料拿走，再把咬合調節至適中，有時候還要配合根管治療處理牙髓的發炎，才可以有長遠穩定的效果。

牙齒移植技術相對困難，適合的情況也比較少，加上現今種牙技術非常成熟，所以牙齒移植手術的需要也愈來愈少。當然如果真有適合的情況，患者又明白箇中風險的話，也不妨一試。

本文參考資料：

Rohof ECM, Kerdijk W, Jansma J, Livas C, Ren Y. Autotransplantation of teeth with incomplete root formation: a systematic review and meta-analysis. *Clinical Oral Investigations.* 2018;22（4）:1613–1624. doi: 10.1007/s00784-018-2408-z. Epub 2018 Mar 10. PMID: 29525924; PMCID: PMC5906482.

下齒槽神經線的創傷與修補

如果你曾經看過牙醫或口腔頜面外科醫生，相信你會知道，一般進行口腔小手術之前，醫生也會因應你的情況解釋當中涉及的潛在風險。說到口腔手術與相關風險，首先浮現在我們腦海的一定是神經線的損傷。「如碰到神經線的話，會不會面癱、歪面、不能正常說話，又或失去味覺？」這些都是患者常常會問的問題。

認識顎骨神經

我們的下顎骨裡面有一條主幹神經線，這是負責感覺的神經線，跟我們的口腔面部肌肉活動並沒有關係。原因是面部肌肉活動神經線在比較外層的表皮內。從大腦開始，神經線會在頭骨一些小孔走出來，主幹神經經過腮腺後，分別有五個從上至下的分支送到面部的不同位置，負責不同的面部肌肉活動，例如眨眼及面部表情等。這些神經線受損的話，一般後果會比較嚴重。幸好口腔內的手術是不會接觸到這些神經線的。

一般而言，口腔手術引致神經線的損傷，最常涉及的神經線就是下齒槽神經線及舌頭神經線。下齒槽神經線在下顎骨內走過。神經線從下顎垂直升支的小孔走進下顎骨內，一直走到大約下顎小臼齒的位置，再從外側一個小孔進入下嘴唇及下巴皮膚的位置，負責相關部位的感覺，例如附近的牙齒、牙肉、下唇及下巴皮膚的感覺等。如果手術是涉及下顎後端的位置，便會有可能觸碰甚至傷及這神經線，引致相關位置麻痺，感覺失調甚至疼痛等的症狀。其實上顎骨也有相同的神經線，可是上顎感覺神經線的位置一般較遠離我們進行手術的範圍，所以接觸到這神經線的可能性很低。

智慧齒及種牙手術的風險

涉及下齒槽神經線受損的口腔手術，最常見的莫過於下顎智慧齒及種牙手術。有研究報告顯示超過一半以上的下顎智慧齒是橫生的，一般牙冠會向著前面的大牙，而牙腳尖就會處於很接近神經線的位置。牙齒藏在顎骨裡面愈深，接觸到神經線的機率便會愈高。智慧齒手術的程序包括翻開牙肉，把牙齒分割開，然後將牙冠及牙腳分別用儀器取出來。如果牙腳本身已經接觸，甚至壓著神經線的話，把牙腳尖拿出來的時候便可能會觸碰到神經線，又或在移動牙腳的角度位置時，容易令神經線受壓，引致神經線損傷及相關症狀。

在下顎骨後端種牙也有相同的潛在風險，如果儀器或鑽頭觸碰到神經線，或種牙鈦金屬螺絲直接壓著神經線，便會令神經線受損。患者會感覺嘴唇或下巴皮膚麻痺，有些患者形容感覺像麻醉藥沒有散開一樣。至於麻痺的程度就要視乎損傷的程度而言，輕微的話，患者只會部分感覺失調，但如果不幸是嚴重損傷，甚至把神經線弄斷了的話，患者有可能會完全失去感覺。

風險有多大？可有補救方法？

香港大學在2009年發表了一份研究報告，指出智慧齒手術碰到神經線而引致神經線受損的發生率大約為0.35%。當然個別情況的發生機率還要視乎牙齒位置、神經線遠近、醫生經驗、手術儀器等。研究報告也指出，就算神經線受損，也有大約六成多的患者能完全回復正常，回復時間大約三至六個月。不過，如果神經線受損嚴重的話，例如完全失去感覺、持續感到痛楚，或神經線完全折斷等，醫生可在適合的情況下，建議進行神經線修補手術，但這些情況一般較少出現。

除了下齒槽神經線外，這個範圍也有可能觸碰到舌頭神經線。舌頭神經線的位置在智慧齒的內側。如果進行手術的時候，不慎觸碰到，或被儀器弄傷了舌頭神經線，手術後患者會感覺同一邊的舌頭麻痺、味覺失調等。剛才提到的香港大學研究報告指出，智慧齒手術觸碰到舌頭神經線引致神經線受損的發生概率大約為0.69%。雖然數據顯示發生的機率比下齒槽神經線高，但是如果手術時能適當地把神經線用儀器阻隔著，發生舌頭神經線損傷的機率便會大大降低。

進行口腔手術之前，患者必須清楚明白手術的過程及潛在的風險，只有在接受有關手術程序及相關風險的情況下，才同意進行手術。如對手術存有任何疑問，應放心提出，相信醫生及醫護人員很願意為你解答。

本文參考資料：

Carter K, Worthington S. Predictors of Third Molar Impaction: A Systematic Review and Meta-analysis. *Journal of Dental Research.* 2016;95（3）:267–276. doi: 10.1177/0022034515615857. Epub 2015 Nov 11. PMID: 26561441.

Cheung LK, Leung YY, Chow LK, Wong MC, Chan EK, Fok YH. Incidence of neurosensory deficits and recovery after lower third molar surgery: a prospective clinical study of 4338 cases. *International Journal of Oral and Maxillofacial Surgery.* 2010;39（4）:320–326. doi: 10.1016/j.ijom.2009.11.010. Epub 2010 Jan 12. PMID: 20061121.

配假牙也要做手術？！

根據衞生署於2011年發表的口腔健康調查顯示，香港三十五至四十四歲的成年人當中，有高達89.7%的人口有一隻或以上的牙齒缺失。由此可見，缺牙問題頗為常見。

傳統修復牙齒缺失的方法有幾種，包括配製固定牙橋、配製活動假牙及種牙。當患者向牙醫求診，醫生經過詳細檢查及診斷後，會給予適合的建議及選擇。患者一般的考慮，主要是治療的複雜程度、所需要的時間，以及治療後功能修復效果、舒適程度、是否美觀等。當然，還有大多數人也會關注的金錢及風險因素等。三種不同的牙齒修復技術當中，種牙是最複雜的，因為當中涉及外科手術；有時更會因牙槽骨缺失，而要進行額外的植骨手術。所以雖然種牙的臨床效果及長遠穩定性比傳統的牙橋及活動假牙優勝，但也不一定是每個人心目中的第一選擇。

	傳統固定牙橋	活動假牙	種牙
原理	靠旁邊的牙齒固定假牙	靠其他牙齒、牙槽骨及牙肉承托假牙	利用鈦金屬或其他物料植入牙槽骨內，代替牙腳的功能，最後在上面裝嵌固定假牙冠
優點	• 不涉及手術 • 穩定性比活動假牙高	• 不涉及手術 • 對旁邊牙齒的入侵性非常低	• 不需要打磨其他牙齒 • 不需要靠旁邊牙齒支撐 • 臨床效果最佳 • 長遠穩定性高
缺點	• 需要打磨附近牙齒	• 穩定性、咀嚼能力及美觀程度相對較低 • 有可能需要先做義齒修復前外科手術	• 涉及手術及有關風險

修復牙齒缺失的三種方法比較

配假牙前可能需要做的小手術

然而，原來就算選擇最簡單的活動假牙，有時醫生亦會建議患者先做些口腔手術，才能進行活動假牙修復。這些外科手術一般統稱為義齒修復前外科手術（pre-prosthetic surgery），是眾多口腔頜面外科手術其中之一。主要是以外科手術的形式，調整合適的牙槽骨形態，配合接下來的活動假牙修復，提升活動假牙的功能及舒適度。

做這些手術，有時候是因為牙齒已經缺失了一段時間，牙槽骨出現收縮，引致牙槽骨的頂部比較尖。如果此時把活動假牙放在這些牙槽骨上，活動假牙未能完全貼服穩定於口腔內，患者很容易會因為假牙在牙肉上下移動而感覺痛楚。這些情況我們需要把牙肉翻開，先將牙槽骨磨平再縫合，待傷口癒合及穩定後，才在牙槽骨上裝配活動假牙。又例如有些情況，患者下顎內側或上顎正中間的地方有骨增生（前者稱為 lingual torus，後者稱為 palatal torus）時，如果活動假牙要覆蓋這些地方的話，這些骨頭便成為障礙。故此口腔頜面外科醫生要進行簡單的口腔手術，把這些凸起來的骨移除。除牙槽骨外，異常生長的軟組織也可能成為配製活動假牙的障礙，例如過大過緊的舌筋及唇筋等，如果它們的位置正正處於活動假牙的受力處，患者咬合時便會感到壓力或痛楚，更可能引致口腔潰瘍，因此同樣需要手術移除。軟組織移除比較簡單，一般醫生會選用激光把組織切除，這樣術後傷口會很小，痛楚也大大降低。

有些患者因為缺失牙齒已有一段很長時間，牙槽骨已經萎縮，這情況除了牙槽骨比較細小之外，還會令牙槽骨跟嘴唇中間的空間減少，這個位置稱為唇溝。唇溝愈淺，假牙承托在牙肉上的空間便愈少。這時候醫生需要做牙肉或口腔黏膜的矯形手術，以加深唇溝位置，方便固定假牙。這個手術一般涉及從口腔內另外一些位置，將一些軟組織移植到唇溝位置。醫生會利用手術的方法在適合的地方，例如其他牙肉位置或上顎口腔黏膜取出一小塊牙肉，然後移植到相關的位置，再縫合固定。移植手術完成後，牙肉會在大約兩星期慢慢癒合。等待牙肉穩定後，便可以開始製作活動假牙。這樣的話，假牙周邊便會有更多空間連接患者的口腔黏膜，達至更高的穩定性。

大型的口腔顎骨或矯形手術

除了小型口腔手術外，有時還需要進行一些較大型的口腔顎骨或矯形手術，才可以令口腔黏膜適合裝配假牙。情況例如患者因為長期牙齒缺失，引致對頜的牙齒及牙槽骨過分生長，那麼做假牙的時候便會沒有足夠空間。局部顎骨矯形手術可以把該處的顎骨連同牙齒一起向上顎或下顎拉近移動，製造出更多空間，方便裝配假牙。又例如有些患者有嚴重上下頜不對問題時，如果忽視問題做假牙的話，假牙便會很不穩定而且對合不正，這樣便要考慮做上下顎全口的顎骨矯形手術，令上下顎骨的對合對正，這樣假牙才會比較穩定，但是這些情況都是比較罕見的。

不同的情況醫生會有不同的考慮，以上只是少數可能出現的案例，今天的種牙技術非常成熟，成功率也頗高，所以佩戴活動假牙的患者相對較少，今天需要做這些義齒修復前外科手術的個案也大大減少了。

本文參考資料：

香港衛生署（2011）。《2011 年口腔健康調查》。香港：香港衛生署。

箍牙也要做手術？！

口腔頜面外科的範圍很廣泛，經常與不同的專科合作治療病患。前一篇文章提及到做活動假牙有時候需要配合口腔手術，但原來箍牙（牙齒矯正）也一樣，某些時候，牙齒矯正科醫生會轉介患者給口腔頜面外科醫生評估及做口腔手術。

隱藏的阻生牙齒

牙齒矯正科專科醫生轉診的其中最常見原因之一是發現患者有隱藏的阻生牙齒。研究報告顯示，最常見的隱藏性阻生牙齒，如不算智慧齒的話，便是上顎的犬齒了。大部分向牙齒矯正科醫生求診的患者是因為受牙齒排列不齊整的問題困擾。當牙齒矯正科醫生替他們拍攝X光片後，有些時候會發現原來當中部分患者牙齒排列不齊及左右數目不對稱的原因是口腔內有隱藏著而且從未發覺的阻生牙齒。很多時候這些阻生的牙齒並沒有令患者感到不適，所以患者一直沒有發覺有什麼不對勁，直至患者一日因為某些原因需要進行牙齒矯正的時候才偶然地從X光片發現它們。

牙齒矯正過程中，阻生牙齒有可能妨礙牙齒矯正時的移動方向及工作，所以進行牙齒矯正之前，患者必須先做手術移除阻生牙齒。雖說上顎犬齒是最常見的隱藏性阻生牙齒，但除此之外，其他牙齒也有可能出現阻生，又或者有時候是顎骨裡長了一顆或多顆多生齒，影響牙齒排列，其處理手法跟阻生犬齒是大致相同的。

姑勿論本身是否要做牙齒矯正，視乎個別風險的因素，一般來說都應該要先移除阻生牙齒，以免附近的牙齒及組織因為牙齒的移動造成破壞。此外，這些阻生牙齒也有潛在的病變危機。阻生牙齒藏在牙槽骨裡面，包圍著牙齒的胚胎因此無法正常地破穿出來，有可能令細胞產生病變，形成囊腫。雖然這些情況發生的機率不高，但考慮到萬一發生問題時的嚴重性，以及患者未必能及時察覺到問題，或太遲發現問題導致治療變難等種種危機，只要患者做移除牙齒的手術風險不高，醫生一般也會建議患者及早處理。

除了把阻生牙齒移除以外，如果情況許可，例如牙齒的位置及角度理想，牙齒的大小、結構與形狀均屬於正常的話，牙齒矯正科醫生可能會選擇把它慢慢牽引到正常的位置。此類案例中，口腔頜面外科醫生的角色是要首先用手術的方式使在顎骨裡面的阻生牙齒外露，然後把矯正的金屬顆粒及鐵線連接到牙齒表面，再把傷口縫合。待傷口癒合以後，牙齒矯正科醫生便會利用外露的鐵線，把這些牙齒慢慢牽引到正常的位置。當然，最終阻生牙齒是否需要被移除，或是用牽引的方案，一般要經由牙齒矯正科醫生分析及評估，然後再給病人意見後才做決定，因為有時候把阻生牙齒牽引到正常的位置要花很多時間，也不是想像中那麼簡單的一件事。

唇根切除手術

上唇根生長的位置在上顎正門牙上端唇溝的位置，有些患者的唇根比較大，或者可能生長的位置不佳，阻礙了正中間門牙生長的角度及排列，形成牙與牙之間的牙縫。如果醫生認為唇根的位置會阻礙牙齒矯正，或恐怕矯正後唇根會造成牙齒移位，令矯正效果不想時，便會將患者轉診至口腔頜面外科進行小手術把唇根切除。一般手術相對簡單，局部麻醉處理便可以，慣常可以利用激光又或者用傳統刀片把唇根移除也可。患者手術後不會感到太大的不適，一般休息一兩天便逐漸康復。

顎骨矯形手術

另一類經常與牙齒矯正配合的外科手術是顎骨矯形手術。有些患者上下頜的顎骨本身不對位，例如顎骨左右偏歪或前後不對、顎骨邊大邊小或邊長邊短的話，這樣單靠牙齒矯正是不能完全把患者的面形及咬合完全改善。口腔頜面外科醫生在這個時候便負責以手術的方式把顎骨對齊，再交由牙齒矯正科醫生把牙齒排好，如此才可以完全改善患者的問題。一般的顎骨矯形手術，會把上下顎分別或同時進行外科矯正。醫生術前會以頭顱骨為指標，仔細量度及評估，再將顎骨上下、左右或盤旋移動，又或者把顎骨擴張收縮，最後放在預計的位置，然後以鈦金屬固定板及螺絲固定，大約六至八星期顎骨便會癒合。

雖然外科手術配合牙齒矯正的情況很多，範圍也很廣泛，但是以上三類是最常見的。其餘還包括一些牙肉切除、舌筋移除、固定骨釘植入、植骨手術等相對比較簡單的手術。很多時候牙齒矯正並不需要配合外科手術，但是情況很難一概而論，醫生有責任給病人不同的意見及選擇。當然有時候外科手術也不是絕對的選擇，但如果配合手術，有可能可以縮短治療的時間，其中詳細情況要經過醫生檢查及診斷才能夠決定最終方案。

本文參考資料：

Chu FC, Li TK, Lui VK, Newsome PR, Chow RL, Cheung LK. Prevalence of impacted teeth and associated pathologies--a radiographic study of the Hong Kong Chinese population. *Hong Kong Medical Journal.* 2003;9（3）:158–163. PMID: 12777649.

小朋友撞到門牙怎麼辦？

這一陣子大家也沒有機會到外國旅行，為填補這段時間的空檔，很多家長為子女精心預備了很多不同形式的活動，當中肯定不會缺少戶外活動。行山、踏單車、露營、游泳等也是小朋友至愛。碰撞性的運動，尤其是涉及高速度的運動，小朋友一個不留神便會撞傷跌倒。因此，有很多家長朋友也曾詢問：「如果小朋友撞崩了門牙怎麼辦？」

恆齒還是乳齒？

首先我們必須要弄清楚該牙齒是恆齒還是乳齒，因為兩者的處理方法大有不同。如果是乳齒，一般處理方法會比較簡單，牙醫只要用補牙物料把撞崩了的乳齒修補及打磨一下便可。如果是撞鬆了或出現移位，一般也沒有即時的風險，只要不阻礙日常生活及進食，多數也不用理會。相反假如阻礙日常生活及進食的話，醫生會用補牙物料把鬆脫的牙齒固定。如果不幸是整隻牙齒掉了出來，因為是乳齒的關係，醫生一般也不會把牙齒修復，慢慢等恆齒長出來便可以。有時候醫生會考慮牙齒排列的問題，給小朋友做位置固定器。

另一方面，如果弄傷的是恆齒，那麼治療的方針就是盡量保存牙齒。恆齒撞崩後的一般處理方法跟乳齒一樣。不過如果其裂紋涉及到牙腳範圍，那麼修補工作便會困難得多，很有可能要把牙齒脫掉。如果恆齒被撞至移位或鬆動，醫生必須想盡方法把它保留，因為恆齒脫掉以後就沒有其他牙齒取代。跟乳齒鬆動或移位的處理一樣，牙醫會用補牙物料把牙齒固定，正常預計四至六星期後慢慢會穩固，但如果牙髓的血管或神經線不能自我進行修復並因而壞死的話，日後便需要進行根管治療（俗稱杜牙根），把牙齒保存下來。

把握黃金時間

如果恆齒不幸在碰撞後整顆掉下來，必須緊記把牙齒拾回，儲存在生理鹽水或牛奶中，然後盡快找牙科醫生幫助。之所以要盡快把失落的牙齒放進生理鹽水或牛奶中，主要原因是生理鹽水或牛奶對牙齒表面的細胞損壞相對地低，增加牙齒的存活率。情況許可的話，醫生會把牙齒植回牙槽骨裡。研究報告指出植回脫牙的黃金時間最好是少於二十分鐘，不然牙齒表面的細胞便會漸漸失去養分而壞死。當然如果儲存在適合的生理鹽水或牛奶當中，牙齒在六小時內植回牙槽骨內也是有可能成功的。因此，只要可以把握這個黃金時間，牙齒跟牙槽骨穩固地癒合的成功機率為最高。假如家長預計短期內找不到牙醫的話，也可以嘗試把牙齒用生理鹽水或牛奶清潔後，自行把牙齒放回牙槽骨內，然後給小朋友一塊乾淨的毛巾或紗布緊緊咬著，直至見牙醫為止。這做法也可以增加牙齒植回牙槽骨的成功率，但是此做法在實際進行時往往會遇到困難，例如小朋友因傷口痛楚而不能順利把牙齒接回牙槽骨，又或者因流血而看不清楚牙槽骨準確的脫落位置等。當然也有可能是家長擔心把牙齒放入牙槽骨時位置不正確，或者擔心牙腳沒有徹底清潔和消毒，日後會有感染的風險，這些擔憂絕對可以理解的。

坊間也有一些傳聞說，如果牙齒脫掉又找不到生理鹽水或牛奶的話，可以叫小朋友把牙齒含在口裡，因為口裡的口水就是平日牙齒存在的正常環境，這可增加牙腳細胞存活機會。不過此做法有其潛在的風險，因為小朋友撞傷後會流血及痛楚，他們既很驚慌又徬徨，此時要他們把牙齒含在口裡，一不留神便會把牙齒吞進肚子裡。所以我個人認為這做法不太理想。

牙齒是我們身體重要的部分之一，所謂預防勝於治療，大家進行高速或碰撞性運動前，必須要佩戴頭盔及其他保護裝備，人多擠擁的時候也要加倍小心，以免弄傷牙齒。

本文參考資料：

Donaldson M, Kinirons MJ. Factors affecting the time of onset of resorption in avulsed and replanted incisor teeth in children. *Dental Traumatology*. 2001;17（5）:205–209. doi: 10.1034/j.1600-9657.2001.170503.x

McIntyre JD, Lee JY, Trope M, Vann WF Jr. Permanent tooth replantation following avulsion: using a decision tree to achieve the best outcome. *Pediatric Dentistry Journal*. 2009;31（2）:137–144. PMID: 19455933.

種牙植齒篇

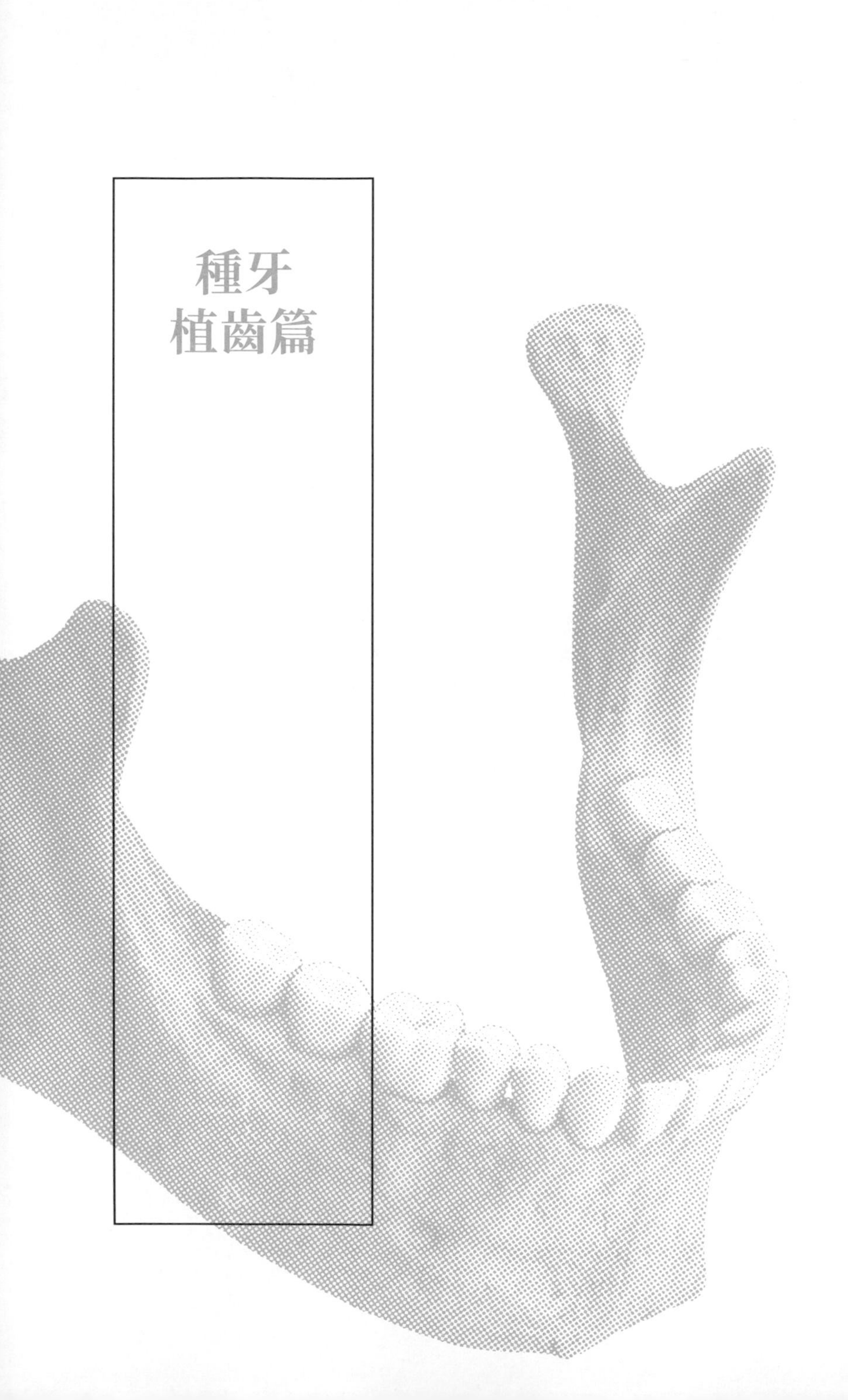

種牙植齒是什麼？

今天診症室來了一名老婆婆，剛剛給她做了種牙手術，告訴她手術已順利完成，同事會安排她回來覆診。婆婆瞇瞇眼笑了，轉過頭來問我：「醫生，我剛剛種的牙什麼時候會長出來？」我看見護士們偷偷笑了。

牙齒缺失帶來的問題有很多，不單只影響咀嚼、進食，甚至帶來腸胃問題，更會影響說話發音。如果缺失的是較前排的牙齒更加會影響外觀，有可能帶來日常社交不便及令患者缺乏自信心等。

傳統與現今修復牙齒缺失的方法

傳統修復牙齒缺失的方法主要有兩種：做固定的牙橋或活動假牙。這兩種方式雖然可以幫助患者解決缺牙的問題，但是其潛在的問題有許多。例如活動假牙在口腔內的美觀程度、穩定性及舒適程度均欠佳，因為活動假牙依靠旁邊僅有的牙齒及牙肉作固定，所以咀嚼及進食時，有時會有輕微晃動，令牙肉或軟組織感到不適。至於固定的牙橋，是需要把兩旁的牙齒打磨，某程度上令這些牙齒受損。幸好醫學科技日新月異，現今諮詢牙醫有關缺牙問題的時候，我相信只要條件許可，很多醫生也會建議患者先考慮種牙（植齒）。然而，究竟種牙是什麼？

發明種牙的 Professor Brånemark 偶然在一項研究中發現把鈦金屬的螺絲放進動物的骨骼之後，很難再將它拿出來。後來又加以研究，發現原來鈦金屬可以跟動物甚至人體的骨頭相容，甚少會有排斥的問題。就是這樣，在 1951 年發表了「骨整合」（osseointegration）這個概念，意思是指身體的骨細胞會在鈦金屬表面生長，令鈦金屬植體緊緊地扣在骨頭裡面。因為有了這個概念的基礎，後來研究人員便設計出一些可以放在牙槽骨裡的螺絲（植體），螺絲上端再連接假牙冠，成為了今天種牙技術的雛形。

種牙的應用層面非常廣泛，可以是單一顆種牙植體連接一顆假牙冠，也可以用多於一顆植體做植牙固定的牙橋，例如用兩顆植體承托三隻連在一起的假牙冠。如果整個顎骨也沒有牙齒的話，醫生可以採用四至六顆植體（某些情況可能需要用更多）來承托一副全口的固定牙橋。除了固定的牙橋外，種牙也可以用來承托活動假牙。只要在植體上連接一些活動假牙的鈕扣，患者便可以把活動假牙穩定地扣在植體的基台上。這做法一方面可以令活動假牙比傳統的更加穩固舒適，另一方面患者可以自己拆下來，相比固定的牙橋更方便清潔。

種牙前的評估

種牙與否視乎個人需要。然而也不是每個人也適合種牙，醫生需要在手術前評估患者是否適合種牙，主要考慮因素如下：

一、牙槽骨的質與量是否足夠承托種牙植體。

二、評估相關的風險，例如種牙位置會否太近神經線及鼻竇黏膜等。

三、患者身體是否適合做種牙手術。例如患者有沒有嚴重糖尿病或正在服用抑制免疫系統的藥物，令傷口癒合困難；又或早前有沒有接受過頭頸電療等，因為頭頸電療會令顎骨的微絲血管收窄，血液供應減少，從而降低抵抗力，傷口癒合亦會較困難。這些因素都會令種牙的成功率大大減低，更有可能帶來嚴重的後遺症。

即使牙齒已經脫落一段時間，只要通過以上的評估，也有可能成功種牙。

今天種牙技術有立體電腦掃描輔助，令術前的診斷及評估更方便及更加準確；從前常用的平面X光片，因為不能從多角度分析顎骨的整體三圍形狀，更不能準確地量度顎骨的厚度、神經線的距離等，所以很多時候只能根據平面的X光片估計，手術的潛在風險相對較大。除此之外，現在非常普及的錐狀射束電腦掃描（cone beam computed tomography, CBCT）發展更是一日千里，機器體積較為細小，價錢相對傳統的醫學用電腦掃描器更相宜，所以很多牙科診所都可以很容易就配置到CBCT電腦掃描器。

總而言之，種牙及相關的技術經過研究人員多年來不斷評估及改良，今天已非常成熟，成功率可以高達99%，發生後遺症的風險也相對較低。因此，也難怪現今種牙為何會成為最受歡迎的牙齒修復技術之一。

種牙植體用的是什麼物料？

骨整合（osseointegration）這個概念，已經廣泛應用於今天的種牙技術當中。但是發明鈦金屬骨整合這個概念之前，原來曾經也有很多人嘗試過用不同的物料植入牙槽骨當中，希望可以藉此代替脫掉了的牙齒。例如，很久以前有人把別人或其他動物的牙齒植入自己的牙槽骨內進行牙齒修復，也有人使用貝殼或石頭等物料。其後漸漸發現這些物料引致的感染率非常高，亦有可能導致嚴重的後遺症。

免疫系統的排斥

經過多番改良後，慢慢地演變成為把不鏽鋼、純金、銀及鉑金等金屬植入人體，雖然感染的問題減少了，但臨床成功率依然不理想，不能廣泛使用。這些感染或排斥的主要原因，是身體的免疫系統就好像體內的警察一般，當有外界物料入侵身體時，就會產生兩種即時反應。

第一種是非特異性免疫反應，血液裡面的白血球，例如巨噬細胞會進行吞噬，把這些外來物包圍及進行分解。當有大量外來物入侵的時候，身體便會產生異物反應，包括血管膨脹，令更多血液流到這個位置，從而引入大量的白血球進行吞噬，把外來物分解，臨床上會引致稱為發炎的現象，症狀是令患者感覺痛楚與腫脹等。

第二種是後天性特異性免疫反應，臨床症狀跟第一種的非特異性免疫反應差不多，也是一些俗稱發炎的現象。但在細胞的層面來看，它們的反應便大有不同。在後天性特異性免疫反應發生的時候，血液裡的T淋巴細胞（T lymphocytes）會認出特定的抗原，從而產生一連串的發炎及過敏反應。這些發炎反應會令直接接觸植體的骨收縮，造成罅隙，令更多的細菌滋生，最後引致植體鬆脫。

鈦金屬

鈦金屬之所以與其他很多金屬不同，可以應用於人體當中，原因是鈦金屬接觸空氣時會產生氧化層（二氧化鈦）。這氧化層阻擋了鈦金屬內的離子排出，防止鈦金屬游離子接觸身體的組織及骨頭。因此，免疫系統沒有偵測到這些抗原，也就不會產生像過敏性反應般的生化效應。

現今種牙用的鈦金屬雖然不是100%純鈦，但也有大約98%純度。要將鈦製作成為種牙用的植體，背後有非常繁複的後期加工及嚴格的品質監督，包括增強鈦金屬的堅硬程度及植體的表面處理、消毒及包裝等。這些都花了很多科學家的時間和心機研究及改進，才可達到理想的臨床效果，令種牙可以像今天這樣普及化。

雖然鈦金屬植體，在人體內非常穩定，但這不是完全沒有風險。例如，如果牙齒清潔不理想或假牙設計欠佳，便容易會引致植體周邊發炎，長遠更會導致牙槽骨收縮，繼而令鈦金屬表面外露在口腔內，很容易積聚更多細菌及牙菌膜，而且外露出來的金屬的灰黑色也會影響外觀。

有研究報告指出，鈦金屬植體在口腔一段時間後，咬合壓力有可能會令部分鈦金屬表面的氧化層流失，引致植體周邊發炎。長期發炎的話便會引致更多的牙肉腫脹流血，甚至牙槽骨流失，嚴重更會產生植體鬆脫等後遺症。這種種原因令科學家漸漸發覺需要尋找新的材料改善此臨床問題。新的物料必須保持原來鈦金屬的特性，也要能夠改善鈦金屬帶來的問題。

一定要用鈦金屬嗎？

從化學週期表來看，鋯（zirconium）跟鈦金屬屬同一組別，其物理及化學物質特性非常接近，所以生物相容性也是一樣。然而，鋯可以用來造種牙植體嗎？

首先，鋯並不屬於金屬類別，而是屬於陶瓷（ceramic）。陶瓷是一種無機非金屬固體材料。嚴格來說，鈦金屬植體表面的二氧化鈦也是屬於陶瓷。所以，它們兩者的特性其實非常相近。

而且，鋯的優勝之處在於非常堅硬，顏色呈白色或象牙色。根據文獻記載，Sami Sandhaus 在 1960 年率先發表了鋯植體的應用。到現時，關於鋯植體的研究報告已非常之多。近年的牙科文獻報告也指出，鋯植體相對鈦植體的優勝之處相信主要在於它的顏色。傳統鈦金屬植體呈深灰色，有時候如果牙肉邊緣的組織收縮，鈦金屬的深灰色便會在牙齦下透出來，一旦鈦金屬外露，便更加不美觀了。相對地，鋯的透光度與顏色跟牙齒比較接近，就算牙齦萎縮引致外露，也不易被察覺。除了顏色外，實驗數據也證明鋯與鈦金屬植體相比，鋯的牙菌膜積聚會比較少，所以植體周邊的發炎情況及骨質流失也會減低，增加植體的穩定性及周邊組織健康。

應用鋯植體的困難

鋯植體的應用仍面對很多的挑戰，例如物料雖然非常堅硬，但相對易碎，就好像一般瓷器與玻璃一樣，雖然非常堅硬，但一旦受到壓力，便可能會有裂紋出現。因此，連接基台及假牙的選擇與彈性相對較少，例如氧化鋯物料的基台不適合直接連接到氧化鋯的植體等，因為這些物料的彈性極低，如果有不吻合的地方，咬合力便會引致破裂。因為這些原因，鋯在生物機械工程學上，未必及得上鈦金屬植體的多樣性。

既然選擇少了，有些情況鋯植體也未必合適，我們必須要再做多一些長遠的臨床研究及數據，才可以令鋯植體更可靠及廣泛使用。調查指出，現時鋯植體的使用率相比傳統鈦植體只有其百分之一。

至於你是否適合使用鋯植體，便要諮詢你的牙科醫生。

本文參考資料：

Arys A, Philippart C, Dourov N, He Y, Le QT, Pireaux JJ. Analysis of titanium dental implants after failure of osseointegration: combined histological, electron microscopy, and X-ray photoelectron spectroscopy approach. *Journal of Biomedical Materials Research*. 1998;43（3）:300–312. doi: 10.1002/(sici)1097-4636(199823)43:3<300::aid-jbm11>3.0.co;2-j. PMID: 9730068.

Hafezeqoran A, Koodaryan R. Effect of Zirconia Dental Implant Surfaces on Bone Integration: A Systematic Review and Meta-Analysis. *BioMed Research International*. 2017;2017:9246721. doi: 10.1155/2017/9246721. Epub 2017 Feb 16. PMID: 28299337; PMCID: PMC5337335.

Sivaraman K, Chopra A, Narayan AI, Balakrishnan D. Is zirconia a viable alternative to titanium for oral implant? A critical review. *Journal of Prosthodontic Research*. 2018;62（2）:121–133. doi: 10.1016/j.jpor.2017.07.003. Epub 2017 Aug 18. PMID: 28827030.

不同牌子的植體，各有不同？

相信大家也發現，近十年愈來愈多受牙齒缺失問題困擾的人選擇「種牙」。Professor Brånemark 在五十多年前發表了鈦金屬植入牙槽骨可以用以支撐假牙的概念以後，大大革新了傳統以來修復牙齒的技術及概念，也間接地增加了患者在牙齒治療上的選擇，例如脫牙、根管治療（俗稱「杜牙根」）、牙周治療、牙齒矯正等。現今資訊科技發達，很多患者也可以很容易地在互聯網上得到有關植牙技術的資訊，我們或許也曾聽說過市面上有許多來自不同國家及不同品牌的植體。某些診所，醫生更會讓病人自行選擇用哪個牌子的植體。牌子五花八門，它們除了可能在價錢上會有分別外，究竟不同牌子的植體還有什麼分別？

考慮因素一：來源地及品牌公司的研究背景

其實患者一般不用擔心怎麼做選擇，因為醫生通常都會一早為患者選擇合適的植體。醫生選擇的時候會考慮很多不同的因素。考慮因素之一是植體的背景資料，例如來源地、生產公司背後對植體設計的研究及文獻，也會參考他們在醫學期刊發表的成功及失敗個案，研究其失敗的機率及問題癥結。

考慮因素二：原材料及純度

其二，植體所選用的物料也是考慮因素之一。現時大部分植體也是由純鈦金屬製造，但所謂純鈦金屬也有不同的純度偏差，這都會直接影響植體的堅硬程度及穩定性。對研究人員來說，應該觀察各植體在人體內的穩定性及會否出現長遠的變化。前文提及到純鈦金屬分為很多不同的等級，當中第一級至第四級是醫學用的純鈦金屬級數，這是根據它們內裡不同雜質的含量而分為四種不同等級，簡單來說，一級就是純度最高。然而，純度高，不一定代表它的硬度會較好；同時，雖然鈦金屬合金的堅硬程度可能高於純鈦金屬，但是鈦金屬合金內有可能存在其他雜質，引致植體排斥或發炎等問題。市面上的不同種牙的牌子，大部分也選用第一至第四級的純鈦金屬，臨床上的成功率或長遠的穩定性，其實也沒有太大分別。

考慮因素三：植體的設計

除了原材料之外，鈦金屬植體表面的處理也是非常重要，例如有些植體會用機械或化學方法把表面打磨，以增加其表面面積，令植體植在牙槽骨裡時的接觸面增加，從而強化穩定性及骨整合的成功率。除了放入牙槽骨的植體外，還要考慮該品牌可供選擇的假牙連接基台的連接是否穩定，會否有金屬勞損或破裂的情況。另外，也要留意植體與基台連接之間，會否出現咬合引致的微細移動，或出現空隙。如出現微細移動，這代表著口水或細菌會在這些空隙不斷流入流出，有可能令周邊的牙槽骨發炎，甚至導致骨質流失或發炎等。這些都是重要的考慮因素。近年，很多的植體公司花了大量時間及資源做科研，希望收集更多日常失敗個案的原因，再就問題的源頭加以改善及改良。這樣看來，有些植體牌子會比較昂貴的原因便很容易理解了。

考慮因素四：售後服務的長遠考慮

除了植體設計及物料因素外，醫生也要考慮植體是否長遠的合適選擇，這一點可以透過了解植體品牌公司的規模及歷史背景來做決定。曾經有患者因為口內的植體牌子沒有在應診的地區發售，或已經停產而不能找到適當的連接基台及螺絲接駁假牙。如果他日連接的牙冠有什麼問題，我們便無法處理。很多時候，我也會向患者解釋，不同的植體，確實會產生不同的臨床效果，簡單來說，選擇植體時，就好像購買私家車般，要先了解他們公司的背景及規模，銷售及服務範圍會否覆蓋全球，用的零件與原材料是否最好選擇，維修保養會否困難，它們的性能及安全性等。

除了以上種種因素，醫生也會因應價錢、患者個人偏好及習慣來選擇植體的牌子。不過，這一般是醫生的臨床判斷，患者大多時候都不需要親自選擇用什麼植體，所以也不必太擔心。如果有任何疑問，可隨時諮詢你的口腔頜面外科專科醫生。

脫牙後，可以立刻種牙嗎？

種牙在現今社會非常普遍，每個人身邊總會有一兩個人有種牙的經驗。有些人覺得種牙很可怕，也有人覺得非常簡單。現在網上資訊發達，我們很容易便可以接觸到很多有關種牙的資料。傳統做法會在脫牙之後，等待傷口癒合了，再去評估及計劃種牙，一般也要等上數個月。但是有些時候，醫生會說不用等傷口癒合，拔牙當天就可以立刻種牙。那麼究竟怎樣處理才算合適？醫生幫我脫了牙之後，可以立刻種植牙齒嗎？

延後種牙 VS 立即種牙

最初出現種牙技術的時候，醫生會把有問題的牙齒脫了以後，慢慢等傷口癒合後再做評估，看看牙槽骨是否理想。做法主要是利用 X 光片或立體掃描的方式來評估牙槽骨高度或寬度是否足夠承托種牙的植體。另外，也要看一看種牙的位置會否太接近神經線、鼻竇等重要結構，以防有不良風險或後遺症。傷口癒合的時間一般要三至六個月。這段缺牙的漫長時間裡，患者需要面對不少生活上的不便，尤其是缺牙位置不幸出現在前排牙齒（一般稱為美觀區，esthetic zone）時，患者便需要承受數個月在外觀上的壓力。因此，等待傷口癒合期間，我們可以給患者做一個臨時活動假牙，但是這些臨時假牙一般在美觀、舒適度及功能上，也不及種牙固定的假牙。

不過原來有很多研究報告指出，脫牙後，只要牙槽骨的情況許可，包括骨量及骨質都達標、有足夠的手術前評估、植體位置及角度理想，那麼立刻種牙的成功機率跟傳統的延遲種植便可以相同。因現今針對種牙的研究很多，包括手術前的評估、種植技術、選用的物料、連接基台及假牙的機械與力學不斷進步，成功率可以高達大約 96% 至 100%，可見技術成熟，風險也不高。然而，立即種牙比起傳統等待傷口癒合才種牙的手術技巧較為困難，負責醫生一般需要經過訓練才可以完全掌握立即種牙的技巧。尤其如果種牙的位置是在美觀區內，立即種牙時候，植體的位置及角度一旦有稍微偏差，便可能在外觀上帶來嚴重及長遠的負面影響。

立即種牙的好處及壞處

立即種牙的好處，主要是可以大大減低手術次數及治療的時間。如果植體放入牙槽骨後的穩定性達到一定水平，更可立刻戴上固定的臨時假牙冠，令患者的牙齒功能及外觀可以即時修復，對患者來說真的非常方便。研究報告也指出，立刻種牙更能有助減少牙肉萎縮的程度，尤其是真牙與假牙中間的牙齦，令假牙美觀程度提升，而且增加長期的穩定性。

然而，立即種植也有不便之處或額外的考慮，包括在早段時間因為不想影響植體跟牙槽骨的癒合，所以臨時假牙不能承受太大壓力，患者需要時刻緊記此位置不要過度咀嚼。此外，也有因為脫牙的牙腳跟種植的鈦金屬螺絲形狀不是完全一樣，結果種牙後植體與牙槽骨之間存在罅隙，醫生因此需要額外添加合成骨粉來填補這些罅隙。一般而言，立即種牙這個概念是為了針對前牙美觀區域牙齒缺失時間太長的問題，但是因為技術日益成熟，近年慢慢開始延伸至後牙區域，漸漸有很多研究人員開始在後牙的區域嘗試脫牙後立即種牙。研究發現，只要條件許可，後牙區域立即植牙的成功機率也可以跟傳統植牙相同，這樣便可以把患者治療的時間縮短了。

立即種牙不是每種情況也適合，患者必須具備良好條件及配合醫生熟練的技巧，才可以達到預期的好處。例如：脫牙後牙槽骨缺失太多，不能完全承托植體；脫牙前的牙肉本身已經不理想又或有膿瘡等，都是不適合立即種牙的。如果沒有謹慎的評估及考慮就決定立即種牙，很可能帶來反效果。至於是否適合及有沒有需要脫牙後立即種牙，請向你的醫生查詢。

本文參考資料：

Chen ST, Buser D. Esthetic outcomes following immediate and early implant placement in the anterior maxilla—a systematic review. *The International Journal of Oral & Maxillofacial Implants*. 2014;29 Suppl:186–215. doi: 10.11607/jomi.2014suppl.g3.3. PMID: 24660198.

Lang NP, Pun L, Lau KY, Li KY, Wong MC. A systematic review on survival and success rates of implants placed immediately into fresh extraction sockets after at least 1 year. *Clinical Oral Implants Research*. 2012;23 Suppl 5:39–66. doi: 10.1111/j.1600-0501.2011.02372.x. PMID: 22211305.

Ragucci GM, Elnayef B, Criado-Cámara E, Del Amo FS, Hernández-Alfaro F. Immediate implant placement in molar extraction sockets: a systematic review and meta-analysis. *International Journal of Implant Dentistry*. 2020;6 (1) :40. doi: 10.1186/s40729-020-00235-5. PMID: 32770283; PMCID: PMC7413966.

牙槽骨不足夠，可以怎麼辦？

隨著科技日漸先進，現階段種植牙的技術已經非常成熟，如果說種牙技術的出現為整個牙科治療概念帶來轉變，這一點也不誇張。種植牙愈來愈普及，醫生面對愈來愈多不同的案例。從前如果遇到牙槽骨嚴重不足夠的患者時，我們只可以建議他們考慮做傳統的假牙來修復缺失牙齒，但現在技術愈趨成熟，處理手法也變得更有彈性。

牙槽骨的作用

牙槽骨的主要功能是承托牙齒。就好像我們的肌肉一般，如果長時間沒有活動，漸漸就會萎縮。同樣道理，如果牙齒拔掉了，牙槽骨失去了牙齒咬合的壓力，便會漸漸萎縮。事實上缺失牙齒的時間愈長，牙槽骨的萎縮會愈嚴重。如果牙齒本身有牙周病或牙根尖周邊感染的話，牙槽骨的缺失就更加嚴重。所以醫生評估患者是否適合種牙之前，必定要看看牙槽骨是否足夠，這樣鈦金屬植體才可以完全被牙槽骨覆蓋，達到長遠的穩定性。牙槽骨是否足夠，要視乎種牙的位置在哪裡，因為不同位置種牙所用的植體有不同的長短粗幼。概念就好像天然牙齒一樣，大牙牙腳會比較粗壯，因為它們所承受的壓力較大，醫生一般會選用比較粗的鈦金屬植體。又例如下顎側門牙的位置，因為咬合的壓力比較細小，所以便會用一些較幼及短小的植體。只要牙槽骨可以完全覆蓋整個種牙植體，再加上植體周邊的牙槽骨有足夠厚度，這樣便可以達到長遠穩定的效果。雖然牙槽骨缺失有可能成為種牙的障礙，但是現今牙科醫療科技進步，多了很多不同的技術及選擇，就算患者牙槽骨真的不夠，也可以考慮用不同的植骨方式來彌補牙槽骨缺失的問題。

簡單來說，植骨手術的做法是首先把預計種牙位置的牙肉翻開，令牙槽骨外露，然後把骨頭置入，再把放進去的骨頭固定，最後將傷口縫合。視乎骨頭的種類及植骨範圍的大小，之後要等大約三到九個月，直至骨頭跟牙槽骨完全癒合，植骨位置的血液供應足夠，骨細胞生長及骨質密度良好，接下來就可以進行種牙手術。

植骨物料的三大類

放進牙槽骨的骨頭，主要分為三大類，其中包括自身骨、異體骨或合成骨等。自身骨意思是指骨頭會在患者自己身體抽取然後移植到牙槽骨上。因為骨頭取自自己身體，這樣的做法可以令長出來的骨有較佳質量，亦不會有排斥問題。用自身骨移植長出來的骨細胞數量及血液供應比起其他異體骨或合成骨較為優勝。然而，此做法有一缺點：因為要在自己身體抽取骨移植，所以會多一個傷口，增加患者的腫痛及不舒適感覺，手術的風險也相對地增加了。

另外一個選擇是用異體骨移植，意思是說骨是由另外個體抽取，經過處理然後移植到牙槽骨上，常用的包括人骨或牛骨。異體骨粉必須經過嚴格生物化學處理及高溫消毒，一般會把骨的蛋白及活細胞去掉，只把骨裡面的礦物質及其支架保留。這做法大大減低了交叉感染及排斥的可能性。將這些骨粉放到牙槽骨裡面，身體的微小血管及細胞便會慢慢生長到骨粉結構當中，然後長出骨細胞及骨的支架，形成牙槽骨。這些骨粉部分會慢慢被身體吸收，最後被生長出來的骨質取代。

最後一類是合成骨，概念跟異體骨非常相似，只是這些骨粉是由化學物質組合而成，不是從其他動物或人體抽取。這做法減低了從其他生物抽取骨質的顧慮，但是缺少天然骨質的結構，成骨的速度可能會較慢。

	自身骨	異體骨	合成骨
好處	• 骨有較佳的質素與分量 • 不會有排斥問題 • 骨細胞數量及血液供應比起其他合成骨粉較為優勝	• 不用從自己身體取骨，少了一個傷口，減少手術風險	• 減低從其他生物抽取骨質的顧慮，如交叉感染及排斥
壞處	• 多一個傷口，增加患者的腫痛及不舒適感覺 • 手術的風險相對增加	• 有可能出現交叉感染及排斥 • 長出來的骨質細胞及血液供應相對自身骨少	• 缺少失了天然骨質的結構 • 成骨速度會比較緩慢 • 長出來骨質細胞及血液供應相對自身骨少

三類植骨的選擇

三類型的骨質各有其獨特的好處及短處。如果單從植骨手術的成功率及長出來的骨質質量衡量，自身取骨必定是首選。不過，自身取骨的手術複雜而且風險高，不是每個患者也適合或願意這樣做。異體骨及合成骨粉出現的主要原因就是針對這個問題，縱使這兩種方法長出來的骨質量未必及得上自身骨般完美，但是很多時也一樣有很好的手術效果。現階段這些骨粉用途非常廣泛，目前也有很多研究針對怎樣改良這些骨粉，令手術更直接簡單，接受手術的患者也更容易接納。有時候醫生更會把各樣不同的骨粉混合，例如把自身骨粉混合牛骨粉使用。這做法可取兩種骨頭本身的好處，如自身骨粉可以讓長出來的骨細胞及血液增加，同時牛骨粉可以令長出來的骨頭密度更高，減低了日後收縮的落差。

至於什麼情況要用什麼骨頭，這是一個很複雜的課題，必須要經過詳細檢查及評估，醫生才能作出判斷。

鼻竇提升手術

雖然現今牙科技術先進，保留牙齒的方法多不勝數，但缺失牙齒的問題仍然存在。即使種牙技術的出現帶來了曙光，似乎可以解決大部分缺牙的這問題，可是，前提必須是牙槽骨缺失問題不可以太過嚴重，否則種牙也會遇到重重的困難。

上頜竇氣化

前文提過，把牙槽骨重建是解決方法之一，但是如果缺失牙齒的位置是發生在上顎後端，患者還要面對另外一個難題——種牙位置太接近上頜竇（鼻竇）。鼻竇位於上顎骨後端的上側，如果這個地方的牙齒缺失了，牙槽骨漸漸萎縮，變得愈來愈薄時，鼻竇的空間便會漸漸好像變大了，這狀況稱為上頜竇氣化（maxillary sinus pneumatization）。因為這個位置的牙槽骨變薄了，如果我們要在這個位置種牙的話，鈦金屬植體很容易會穿透牙槽骨，弄破鼻竇內壁黏膜，引致相關後遺症，例如鼻竇發炎等。當然醫生會因應不同情況判斷究竟怎樣避免這些問題。有時候醫生會選擇用比較短的種牙植體避免穿透鼻竇，但是過短的話，長遠來說又可能承托力不及較長的植體。另外一個方法就是把這個位置的牙槽骨加高加厚，這技術稱為鼻竇提升手術。

鼻竇提升手術的基本概念是首先把牙肉翻開將牙槽骨外露，再把鼻竇黏膜從上顎骨分離，往上移動，令鼻竇黏膜底部與牙槽骨頂部構成一個空間，然後把骨粉放進這個空間。這樣放進去的骨粉便能慢慢長成自己身體的骨質。一般等待四至六個月後，骨質密度便會提高，當血液供應及骨細胞的數量足夠時，就可進行種牙手術。這手術的目的是要把牙槽骨加厚，方便使用一些標準長度的種牙植體；一方面不會弄破鼻竇，另一方面也可以達到長遠穩定的效果。

外部及內部鼻竇提升手術

鼻竇提升手術可分為外部及內部兩種。手術前，醫生會評估究竟要放進多少骨粉才可以達到理想的效果。如果患者本身牙槽骨非常薄的話，要加的骨量便相對會較多，這情況就要採取外部鼻竇提升手術的方法。相反，如果牙槽骨的高度與原來相比不是差太遠的話，便可以採用內部的鼻竇提升手術。

外部及內部鼻竇提升手術主要的區別在於骨粉從哪裡放進鼻竇黏膜底部。如果加入的骨量比較多的話，我們必須在上顎牙槽骨的外側，用儀器把骨鑽開，形成一個小窗口，使鼻竇黏膜外露，再用儀器小心地把鼻竇黏膜與牙槽骨內部分離及推高，最後把骨粉從這個小窗口放進到牙槽骨內，將牙槽骨加厚。

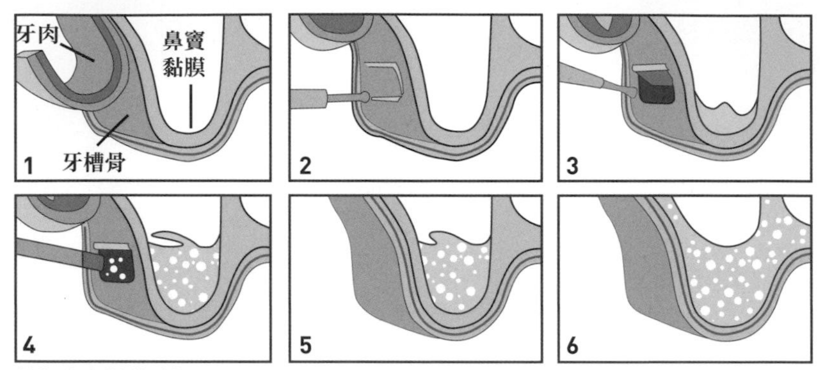

外部鼻竇提升手術

1. **把牙肉翻開，將牙槽骨外露。**
2. **在上顎牙槽骨的外側，用儀器把骨鑽開，形成一個小窗口，令鼻竇黏膜外露。**
3. **用儀器小心地把鼻竇黏膜與牙槽骨內部分離及推高。**
4. **把骨粉從這個小窗口放進到牙槽骨內，將牙槽骨加厚。**
5. **放進去的骨粉慢慢長成自己身體的骨質。**
6. **一般四至六個月後，骨質密度便會提高，當血液供應及骨細胞的數量足夠時，就可進行種牙手術。**

至於內部鼻竇提升，手術的傷口相對比較細小，一般可與種牙手術同一時間進行。醫生首先會將牙肉翻開，製造一個比較小的傷口，用鑽頭將牙槽骨鑽開一個小洞，這個洞口是用來放入植體的。因為這個時候牙槽骨的高度不夠，如果這樣放進植體的話，鼻竇黏膜很容易會被弄穿，所以醫生會先用儀器在這小小的洞口內，慢慢將牙槽骨向上推高，牽引鼻竇黏膜同步向上提升。當鼻竇黏膜提升後，一般會在洞口裡放進一些骨粉。因為內部鼻竇提升手術需要骨頭量通常都比較少，所以多數也會採用較少量的合成骨粉便可以。相對簡單地把鼻竇提升後，就可以同時把種牙的植體放進去。內部鼻竇提升傷口會比較細小而且可與種牙同時進行，整個療程時間也會較短。

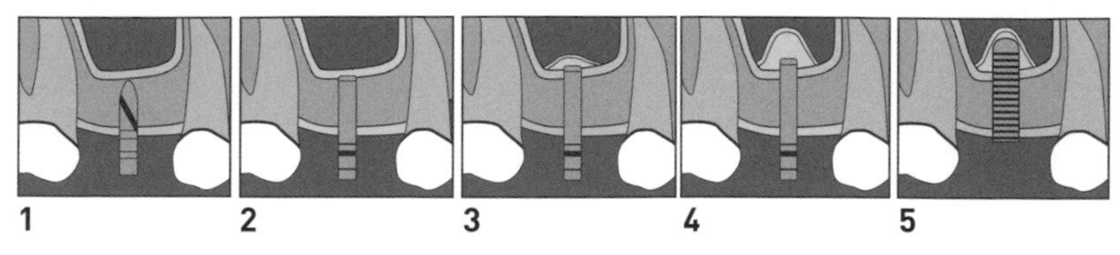

內部鼻竇提升手術

1. 首先會將牙肉翻開，製造一個比較小的傷口，用鑽頭將牙槽骨鑽開一個小洞。
2. 先用儀器在這小小的洞口內，慢慢將牙槽骨向上推高。
3. 牽引鼻竇黏膜同步向上提升。
4. 當鼻竇黏膜提升後，一般會在洞口裡放進一些骨粉。
5. 把鼻竇提升後，就可以同時把種牙植體放進去。

兩種鼻竇提升手術的概念相同，最大分別在於提升的幅度及加進去的骨粉分量不同。兩者面對的潛在風險相同，均有可能會在鼻竇提升期間把黏膜弄破。如果弄破的範圍不大，一般也可以用薄膜覆蓋並繼續進行手術，因為一般如果弄破的範圍比較細小，用薄膜覆蓋黏膜便會慢慢自動癒合。但是如果破損的範圍過大，那樣就不可以繼續進行手術，要等待黏膜癒合後才可以重新做手術。

自身骨移植，可從哪裡取？

與種牙相關的植骨技術有很多種，可稱為黃金標準的一定是自身骨移植。前文也有提及，自身骨移植的意思，就是把自己身體另外一部位的骨質拿出來，移植到要種牙的位置當中。這種方法在口腔手術甚為常見，但因為技術比較複雜，亦有潛在風險，故此利用合成骨粉或自身骨混合合成骨粉的重建技術較容易被患者接受。

但是，某些情況下，如果需要骨重建的範圍很大，或骨質量要求比較高的話，自身骨移植就是獨一無二、無可取代的選擇。常見需要利用自身骨移植的情況包括：移除水瘤或腫瘤後留下來的顎骨缺口，或涉及大範圍牙齒缺失，如牙周病等。另外，上顎前端的位置稱之為美觀區，有些醫生認為這個範圍如需要骨移植的話，也最好使用自身骨，這樣數個月後長出來的骨質血液供應會比較充足，長遠對種植牙或周邊軟組織可能比較穩定。

取骨位置的選擇

自身骨的取骨位置可以有很多不同選擇，主要分為口腔內或口腔外的取骨。口腔內取出來的骨量相對較少，一般用於小範圍的牙槽骨重建。相反，口腔外的取骨一般用於較大範圍的顎骨重建。

最常見的口腔外取骨位置是前盆骨。前盆骨大約是指肚臍對開兩側其中一面的盆骨頂端，即是我們可以輕易自己用手指感覺到骨凸起的位置。做法是全身麻醉後，用手術刀把這個位置的皮膚分開，然後把軟組織及脂肪層逐層小心翻開，便可以輕易使前盆骨頂端的骨膜外露。然後醫生會用取骨專用的手術儀器，把盆骨內側特定位置的一小部分骨頭跟主體分離，取出大量的骨質。接著，再將這裡取出來的骨頭用儀器絞碎，混合合成骨粉，最後移植到需要重建的顎骨位置。這樣的手術大約需要一至二小時，患者休息一兩天便可以慢慢用支架輔助正常行動。

此手術也有潛在風險，例如弄傷皮膚周邊的感覺神經及連接附近的周邊肌肉等。如果患者需要更大量的骨頭，可以考慮從後盆骨拿取，因為那裡可以拿出更多骨質。在後盆骨取骨必須先把病人反過來伏在手術床上，背部朝天，取骨的位置大約在正中間的尾龍骨底部外側盆骨位置取出，手術風險不太高，但是因為要把麻醉後的患者反轉過來，增加了在麻醉中途移動患者的風險。

假如患者需要重建的是被大範圍切除的部分，例如下顎切除後重建的案例，醫生便要考慮從小腿的腓骨拿出一條帶有血管的骨頭把顎骨重建。小腿的腓骨是常用來重建下顎骨的取骨位置之一，一般只要取骨的位置不太接近上下的關節位，便不會有任何日常行動的不便。不過，這類手術比較複雜，康復期會較長。

口腔內取骨

如果只是用來種牙，一般所需的骨質都比較少量，所以多數從口腔內取骨。下顎近智慧齒的部位是最常用來取骨的位置，因為此處手術相對簡單直接，取出來的骨質及量亦較佳。這種手術一般可以在局部麻醉或監察麻醉下進行，用手術刀在下顎後端切開牙肉，把下顎骨升支範圍外露，再用小型鑽頭或電鋸把一小塊的骨板拿出來。拿出來的骨板經處理後，再移植到所需位置，用鈦金屬螺絲固定，最後用合成骨粉填滿周邊的罅隙，手術便完成。取骨的位置一般需要放輔助止血的物料然後才把傷口縫合。接下來的三至五天，患者的傷口可能會有輕微疼痛，面部更會呈現腫脹及瘀青，建議患者此時進食柔軟的食物，預計大約五天內可以回復正常說話及進食功能。

但是此位置取骨也有短處，例如取出來的骨量一般也不會很多，此處取骨也有因觸碰引致下齒槽神經線損傷的風險。就筆者個人經驗而言，單側下顎升支取出來的骨質，可以重建牙槽骨的範圍大約為兩顆牙齒。如果需要更多的骨質的話，可能也要在兩側下顎開刀取骨。但是如要更大量骨頭的話，醫生便要考慮在其他地方，例如下顎前端大約下巴位置取骨。

手術過程跟下顎升支取骨非常相似。首先在口腔內把下顎前端的牙肉分開，使下巴骨外露，再用儀器取出骨質。下顎前端雖然不用顧慮下齒槽神經線，但是也要小心觸碰到負責下顎前端門牙感覺的神經線。這裡取骨留下的疤痕也有可能會令患者下唇活動能力受阻，主要原因是開刀的地方會有很多纖維組織生長出來，取替了較柔軟的口腔黏膜組織，因而令患者感覺下唇活動能力受阻。雖然如此，這些情況一般會在大約半年時間慢慢好轉。

此外，還有其他口腔內取骨的位置選擇，包括上顎正中骨增生、下顎骨增生、上顎後端智慧齒的位置等，但是這些地方拿出來的骨質量會比較差，不是血液供應不足就是骨質密度太低，所以不是主流的選擇。

現今製造及使用合成骨粉的研究多了很多，科學家漸漸鑽研出更優勝的合成骨粉，因此自身骨移植在很多情況也被合成骨粉取代了。雖然如此，自身骨移植始終是骨移植的黃金標準，長出來的骨質量也一定比較優越。縱使選擇繁多，但是患者不用太擔心，不同的情況下，醫生都必定會為你們選擇最適合的骨移植方案。

一隻牙也沒有的全口種植及顴骨種植

現在牙科醫療技術發達，普遍人對口腔健康有一定的基礎認識，大大減少了牙齒疾病的問題，但是總有一小部分的人會面對嚴重牙齒問題，有時候更可能需要拔掉全口的牙齒。如果你曾見過身邊朋友或親戚使用傳統的全口牙托，你大概也會知道這些全口假牙雖然某程度上修復了他們口腔的外觀及功能，但同時帶來很多不同的麻煩。

這些全口的假牙主要是利用口水在口腔內的黏貼張力，把假牙吸在上下顎牙槽骨的牙肉上，但是如果患者拔牙後，牙槽骨因為長期沒有牙齒的咬合壓力或因發炎而引致嚴重萎縮，這些假牙的黏貼力便會大大減低，咀嚼甚至說話的時候，假牙往往會掉下來，十分尷尬。

在種牙普及以前，這些假牙幾乎是全口修復的唯一方案，但是今天有了種牙技術，全口牙缺失的患者便有更多更好的選擇。

種牙前評估

全口缺牙的患者同樣有牙槽骨嚴重萎縮的問題。他們的牙齒之所以要全部拔掉一般是因為牙齒或牙周狀況欠佳，所以牙槽骨一般已經有一定程度的萎縮，令種牙的治療及手術更加困難。跟其他種牙的患者一樣，醫生首先要進行詳細的檢查及評估，然後透過立體電腦掃描評估牙槽骨的狀況，如牙槽骨的厚度及高度是否足夠種牙，也要準確地量度下顎後端神經線的距離以及上顎後端鼻竇的位置。

牙槽骨是否有利種牙要視乎兩個主要因素，第一是拔牙前牙槽骨的健康狀況，第二就是如果牙齒一早已拔掉，那麼就要知道牙齒是什麼時候拔掉的。因為拔牙的時間相隔愈長久，牙槽骨萎縮的問題便會愈嚴重。在詳細評估及與患者溝通後，醫生便會制定最適合的方案給患者參考，有些時候可以即時種牙，有些時候要先把牙槽骨加厚，有些時候種牙可以跟拔牙同一天進行，也有些時候拔牙後要等待傷口癒合才可以種牙。至於個別患者需要什麼，便要視乎個別情況而定。

種牙治療方案一：種植固定牙橋

如果患者選擇種植固定牙橋的方案，醫生一般需要在牙槽骨裡面放進四至六個種牙植體，當然在某些個別情況也可以選擇加多或減少植體的數目，在考慮種植多少植體的時候，要因應不同的因素決定，例如牙槽骨的多少、假牙的設計、病人對手術接受程度的高低、病人的金錢負擔能力及潛在的相關風險等。

因為患者全口沒有任何的牙齒，所以種牙的位置比較彈性，例如某些位置牙槽骨嚴重缺失時，醫生便可以選擇在其他牙槽骨比較足夠的位置放進植體。醫生固然要把四至六個種牙植體平均分布在牙槽骨的各處，達至固定假牙在力學上的平衡。一般只要有四個植體或以上，植體植入牙槽骨的扭力已足夠，植體分布平均的話，醫生可以即時製作由植體固定的臨時假牙給予病人佩戴，立即修復功能。現階段電腦輔助植牙的技術非常成熟，在適當的情況下，醫生其實可以預先製作臨時假牙，用電腦製作的植牙引導板把植體放在牙槽骨特定的位置上，從而把預先製作好的假牙立即裝上，減省了患者等待假牙製作的時間，為患者帶來更多方便。當然傳統印製牙模製作臨時假牙的方法也是常用方法之一，配合工場（即是製作臨時假牙的機構）進度，一般也可以在當天或手術後第二天便收到成品，把臨時假牙立即裝上。

種牙治療方案二：種植固定活動假牙

全口牙齒缺失的患者除了可以選擇種植固定牙橋外，還可以選擇種植固定活動假牙，但是種植固定活動假牙跟傳統的活動假牙不同，因為它是固定在植體基台之上，而傳統的活動假牙是需要依靠旁邊的牙齒做固定，所以種植固定活動假牙咬合時會較穩定。另外，與種植固定牙橋相比，雖然兩者都是固定在植體基台上，但固定活動假牙會較方便患者清潔植體基台的表面或清洗假牙。因為固定活動假牙的概念就好像衣服上的鈕扣一般，患者可以自行裝上，也可以自行除下來。

這設計方便患者日常的清潔，然而相比全口種植固定牙橋的患者，他們要使用特定工具清潔假牙與牙肉中間的罅隙，比較費時費力。不同的患者會有不同的喜好，有些患者較喜歡固定的假牙，也有些患者偏向喜歡把假牙拆下來清潔。不過，最重要還是醫生覺得患者適合哪一款假牙，考慮因素包括牙槽骨的狀況、患者的牙槽骨會不會因某些因素而日後可能萎縮、患者清潔假牙的能力、全口假牙的對合牙齒是真牙或是假牙等。

牙槽骨嚴重流失使治療複雜

事實上全口牙齒缺失的患者，如果出現牙槽骨嚴重流失的話，往往會令整個治療方案更加複雜。例如，如果需要預先進行植骨手術，患者便要多等四至六個月才能進行種牙手術，那麼這段時間因為暫時未能夠種牙，他們便要佩戴活動的臨時假牙，面對傳統活動假牙種種的問題，例如鬆脫、假牙不適、外觀不佳等。

幸好，經過多年研究與累積經驗，研究團隊已經找出解決這問題的方法。如果牙槽骨嚴重流失的問題發生在下顎，醫生可以把植體放在牙槽骨的前端。因為當牙槽骨嚴重萎縮時，下顎後端與神經線之間的空間，很可能不足以安全地放進植體，而下顎前端沒有這條下齒槽神經線，如果將植體集中放在下顎前端的話，便可以避免碰到神經線的問題。

但是如果嚴重牙槽骨萎縮問題出現在上顎骨的話，我們面對的問題就不是神經線，而是鼻竇空間的問題。如醫生放進植體的時候把鼻竇弄破，便會引致相關後遺症。這情況可以考慮用很長的植體，稱之為顴植體。顴植體的概念與傳統植體的概念相同，一般傳統植體大約長度為八至十五毫米之間，而顴植體一般會介乎四十五毫米與五十五毫米之間，這些植體雖然也是放在牙槽骨內，但它們的末端會經過鼻竇黏膜底下牢固在顴骨的內側，令植體不再單靠牙槽骨承托，而是靠顴骨內側非常堅硬的骨質穩定位置。顴植體的發明減省了植骨的需要，為患者帶來更大的方便。一般如果顴植體穩定的話，便可以進行即時假牙修復，大大增加了修復速度。

然而，每一種設計也有利與弊，面對牙齒缺失的問題，必須與醫生緊密溝通，明白了解每一種修復方案，與醫生一起選擇最適合自己的治療。預防勝於治療，保持口腔及牙齒健康還是最重要，就算種牙技術再好，也是假牙，永遠不會像自己健康的牙齒一樣。

電腦導航與引導種牙手術

相信大家聽過很多關於電腦導航種牙的媒體報道，其實早在逾二十年前已經有這種技術。現今的電腦技術非常發達，電腦輔助手術的概念更是廣泛及普及地應用於種牙或口腔面頜外科。

現時很多不同類型的手術已經採用電腦評估患者狀況、輔助設計手術方案，以及製作手術用的引導板及工具等。當中的技術及硬件要求都有共同之處。第一，我們必須有儀器記錄患者的顎骨及牙齒情況，現今錐狀射束電腦掃描器及口腔掃描儀器已經非常普及，體積細小之餘，價錢也較容易接受，所以小型診所配置這些儀器也不算太困難。第二，我們必須有電腦及相關軟件，在程式上處理第一點提及記錄的基本資訊。(還有第三點會在後文接著解說。)

虛擬患者、虛擬手術

電腦技術人員或醫生可以在電腦內整合患者的顎骨、牙齒、神經線等，甚至輔以立體攝影技術把皮膚表層的影像跟其他顎骨及牙齒的數據融合，從而在電腦螢光幕內製作立體的虛擬患者。有了這些數據我們便可以在電腦內進行虛擬的手術，例如把牙齒拔掉、把種牙植體放進預計的位置內。這樣有助預計附近有沒有牽涉相關的重要結構，例如神經線與及鼻竇空間等，減低失誤風險。當然我們也可以量度牙槽骨的厚度及高度，協助醫生選擇適當大小長短的植體。當醫生在電腦內完成手術設計後，便可以製作治療方案的整體報告，方便與患者溝通，有助患者清楚了解自己的結構、手術方案與及面對的潛在難處和風險等。清楚跟患者溝通過後，如果醫生跟患者也同意治療方案，醫生便可以繼續用電腦輔助整個手術流程。

第三類必備工具：立體打印機

這個階段中，技術人員必須使用儀器製作輔助工具，那儀器就是第三類我們必須要配置的工具——立體打印機。就電腦導航種牙而言，立體打印機的應用十分廣泛，此儀器能把患者牙齒模型列印出來，甚至將患者整個顎骨打印出來，作臨床量度。

此外，電腦也減省了傳統牙模及石膏牙齒模型等實體的製作時間。而且電子檔案只需儲存在電腦內，減省了很多儲存石膏模型的空間，也不用擔心石膏模型破爛變形。

除了印製牙齒顎骨模型以外，醫生還可以用電腦製作手術用的導航板。軟件會因應電腦預計的種牙位置、附近牙齒空間的分布及體積關係，製作出手術用的導航固定板，並用立體打印機打印出來。手術期間醫生只要將這些導航板固定在患者口腔內，便可以按板上的小孔，放進植牙用的鑽頭及植體，把預先在電腦內計劃過的種牙位置準確地轉移到患者口腔內。因為種牙的位置已預先確定，醫生可以利用電腦軟件預先製作好臨時假牙，當植體穩固及情況許可，醫生便能立即把預先製作好的臨時假牙佩戴在患者口裡，即時修復功能。這做法不只局限於單一顆牙齒，更適用於多顆種牙或全口種牙的治療。視乎實際需要，有時甚至可以即拔（牙齒）即種，又或利用電腦導航板把顎骨的形狀經手術改變，令種牙的效果更佳。

實時導航種牙手術

除了電腦導航種牙外，近年開始興起實時導航種牙手術這技術。實時導航種牙手術要配置更多先進儀器，組合必須包括額外的一台電腦、實時導航的追蹤器及定位器。簡單來說，實時導航種牙跟電腦導航種牙技術一樣，醫生要首先把患者口腔牙齒及顎骨的資料輸入電腦，經過一連串的分析評估及手術方案設計，然後在手術期間，醫生把固定器固定在患者口腔內及手術儀器當中，當患者的頭部或口腔移動的時候，或是手術儀器移動的時候，追蹤器便可以即時在螢光幕上顯示患者或儀器的活動形態，看到修復部分的情況及手術儀器的位置。例如手術用的鑽頭放進顎骨裡，我們便可以在螢光幕上看到實時情況，醫生可以準確地知道鑽頭進入顎骨的角度及深度，即時及準確地預測實際手術的情況，減低潛在風險，達至理想種植的位置及角度。

當然所有科技也有利與弊，目前這類型的電腦輔助日趨成熟，漸漸普及，原因是這些科技準確性高，能有效降低手術時間及風險，成本費用也愈來愈大眾化。希望這些技術可以為未來的口腔面頜外科帶來更高層次的進步，令手術更簡單、更準確、更成功。

哪些人種牙有較高風險？

今日種牙技術已發展非常成熟，在一般正常條件底下，研究報告指出種牙成功率可以高達99%。前文提及的種牙，基本概念是將鈦金屬的螺絲放進牙槽骨內模仿牙腳，在頂端連接假牙冠，修復脫牙帶來的外觀及功能缺失。不過種牙治療首要條件是必須有足夠的牙槽骨才可以長遠地穩定承托種牙植體。而且，清潔也是很重要的一環，如果可以把假牙冠及種牙接駁連接的位置清潔得很乾淨，那麼牙肉發炎的風險便會大大減少，種牙的耐用性及成功率也會因應提高。然而，除了牙槽骨不足及清潔問題以外，還有其他因素令患者成為牙肉發炎的高風險族群。

因素一：吸煙

吸煙會影響整體身體健康，對於種牙或口腔手術來說，更有很大的潛在威脅。理論上吸煙愈多，或吸煙的年期愈長，對口腔的影響便會愈高。香煙內的有害物質例如尼古丁，會減低身體白血球的活動能力，令微絲血管收窄，降低免疫力。對任何口腔手術來說，都會容易引致傷口較難癒合的問題。

另外，香煙內的尼古丁也會影響骨質再生能力，有可能令患者接受種牙治療後，大大增加植牙周邊發炎的風險。輕微的話可能是流牙血或牙肉紅腫，嚴重更可能導致骨質流失，植體及牙槽骨的接合位置形成罅隙，令清潔更困難，發炎反應更大。如果骨質流失嚴重，整個植體也會鬆脫。

因素二：糖尿病

糖尿病是一種內分泌疾病，簡單來說就是身體不能處理血液內的糖分。當糖分過分積聚，便形成很多糖化污染物引致種種健康問題。糖化污染物會積聚在微絲血管內，令微絲血管阻塞。對口腔手術及種牙來說，如果微絲血管閉塞的話，血液供應便會不足，令抵抗力下降及傷口癒合困難，容易出現感染，引致牙肉萎縮、骨質流失等。

同樣的原因下，這些糖化污染物也會依附在白血球表面，直接影響白血球的功能，換句話說，即是會直接影響身體的抵抗力。萬一身體受到感染，便很難正常地處理這些細菌。然而，糖尿病患者並不是不能種牙，只要糖尿病控制在可接受的範圍內，便與一般沒有糖尿病的患者分別不會太大。牙醫尤其要小心謹慎處理的，應該是糖尿病控制不當的患者。

因素三：牙周病

牙周病對患者及醫生來說都是一個很煩惱的問題。牙周病即是牙齒周邊的組織發炎，引致流失，包括牙齦及牙槽骨，主要原因是因為牙菌膜及細菌在牙齒表面積聚，慢慢導致發炎。很多時，患者未必能夠察覺到輕微的牙周病，直至一天牙周病變得嚴重，牙齒出現鬆動時，問題可能已經很嚴重，涉及的範圍也很大，可能多隻或所有牙齒亦會受影響，令整個治療變得非常複雜。

有些患者患上牙周病的部分成因可能是身體狀況問題，例如口水分泌量或成分失調、糖尿病等。牙周病患者的口腔細菌可能會比較多，加上牙齒因為牙肉及牙槽骨萎縮而出現很多微細的罅隙，因此，患者很難完全徹底清潔所有地方。

種種問題加起來，牙周病患者在植牙治療中，風險相對沒有牙周病的病人必定會較高。不過，跟糖尿病一樣，不是說牙周病患者不可以種牙，在種牙治療之前，醫生只要把牙周病徹底穩定下來，患者亦配合加緊清潔，在牙肉及口腔健康達至標準水平後，便可以開始種牙治療。

因素四：藥物與其他治療

有些患者在種牙之前，可能本身患有其他身體毛病，正接受某種藥物或其他治療。如果這些治療會影響身體免疫系統或骨質的話，便可能同時直接影響種牙的成功率。例如，治療頭頸部位癌症的電療最容易影響顎骨的免疫力，因為放射線會把顎骨及口腔黏膜的正常細胞殺死及阻塞微絲血管，間接減低了血液供應及骨質的再生能力。進行化療的病人也是如此，藥物會令身體免疫系統大大減弱，導致傷口癒合困難，骨質生長速度緩慢。因此，這些治療一般也會直接影響種牙的成功率。

除此之外，一般會影響身體免疫系統的藥物都有可能影響種牙的成功率，例如接受了肝臟或腎臟移植手術的病人需要服用的抗免疫系統藥物，又或要長期服用類固醇的患者等，他們的免疫力也會大大減低。此外，近年很多研究報告也指出一些骨質疏鬆的藥物也會影響顎骨的血液供應，視乎服用年期、劑量及不同的藥物種類，也有可能影響種牙的成功率。

上述是其中幾種較為常見的種牙風險，事實上種牙也不是解決牙齒問題的唯一答案，所以決定種牙治療以前，醫生必須詳細評估不同患者的個別情況，患者亦要與醫生緊密溝通，明白自己可能會面對的問題。

本文參考資料：

Pjetursson BE, Heimisdottir K. Dental implants - are they better than natural teeth? *European Journal of Oral Sciences*. 2018;126 Suppl 1:81–87. doi: 10.1111/eos.12543. PMID: 30178552.

種牙就能一了百了？

首先，我想直接告訴大家答案：種牙以後並不是一了百了的，我們仍有可能面對種牙帶來的種種不同煩惱。

多年前發明種牙技術後，彷彿整個牙科治療的概念被大大改寫。以往很多時候醫生會盡一切方法把牙齒保留，原因是傳統的假牙，包括活動牙托及傳統牙橋等潛在問題不少。雖然種牙也是假牙的一種，但相對於傳統假牙，種牙在大多數情況下肯定是更為優越。可是，正因為這原因，很多患者對種牙有過分的誤解，有些人更誤以為種牙後，牙患問題便會一了百了。其實很多傳統假牙面對的問題，種牙也無法避免。就算口腔或顎骨的條件很好、醫生技術一流、種牙物料優質，種牙也不是一勞永逸的解決方法。所以醫生給患者種牙之前必須詳細解釋清楚種牙的潛在風險及種牙後會面對的問題。患者接受種牙治療前也應該清楚明白及接受這些日後可能出現的問題。

問題一：假牙沒有感覺神經

就算患者擁有最佳的種牙條件，比如說有很足夠的牙槽骨、牙肉非常健康、所有牙齒排列整齊、沒有牙肉周邊發炎等，種牙後，雖然假牙冠在功能及外觀上跟真牙齒非常接近，但是在結構及物質上跟真正的牙齒始終是不一樣的。真正的牙齒牙腳部分會有牙周韌帶，這些韌帶非常重要，給予牙齒承托力之餘，亦能減低牙齒跟牙槽骨受壓時引致的損傷。此外，韌帶裡有微細的神經，令我們咀嚼時可以感覺到壓力，萬一不慎咬到很硬的東西，例如砂粒或筷子等，身體便會有即時的反射反應，令顎骨肌肉放鬆不要再咬下去，減低對牙齒的損傷。

相反，種牙的原理是將一顆鈦金屬螺絲鑲進牙槽骨內，鈦金屬螺絲跟牙槽骨中間沒有韌帶更加沒有神經線，如果不慎咬到硬塊時，壓力便會直接傳遞到植牙螺絲或牙冠的接駁螺絲，引致斷裂。簡單來說，植牙沒有感覺，也沒有韌帶，所以有可能會有勞損跡象。

問題二：牙槽骨流失的風險

種牙成功與否，其中一個很重要的因素，就是有沒有足夠的牙槽骨。醫生會在種牙前做詳細評估，透過X光片甚至立體電腦掃描，判斷牙槽骨足夠與否，以及預計種牙植體所需的長短及粗幼。不過，就算一切環境條件非常理想，種牙過了一段時間後，牙槽骨都可能會因為種種原因慢慢流失，引致牙肉萎縮，並演變成各種的問題。牙槽骨流失的原因主要分三大類：第一是患者本身身體的反應；第二是種牙用的物料及不同部件接合的準確度；最後是最重要的因素之一，就是患者能否時常保持種牙及種牙周邊的牙肉清潔，沒有牙菌膜積聚。第一及第二類情況都是一般患者不能控制的。某些身體毛病會令骨質容易流失，包括固有的牙周病、糖尿病、免疫系統疾病，又或患者本身吸煙、正在服用某些藥物等。如有以上的問題，醫生會跟患者詳細解釋及評估相關風險，只要醫生及患者雙方也接受相關的風險，便可進行種牙手術。不過與一般人比較，這類的患者植牙後需要面對的問題也會相對較多。

問題三： 物料跟身體的相容性

種牙的物料一般由醫生選擇及決定，目前關於種牙技術的研究非常之多，很多過往會面對的問題已經大大改善，例如鈦金屬表面容易積聚細菌，或鈦金屬表面跟牙槽骨及牙肉的相容性有差異等。經過長時間科研及不斷改良，現在用的鈦金屬已是經過不同步驟的物理或化學處理，改善了表面結構，從而提升跟牙槽骨的相容性，令種牙的成功率提高，也有一些鈦金屬會經過電解或化學處理，又或把接近牙肉的部分打磨光滑，減低牙菌膜或細菌的積聚，令牙肉邊緣的相容性增加。

問題四：牙冠跟植體的接合面

研究人員也花了很多時間改良種牙植體及假牙冠連接的接合面，因為每次咀嚼時，假牙冠會承受到很大的壓力，這些壓力不單是從上而下的壓力，也有左右移動的壓力，所以假牙冠要在植體內穩定連接並不容易。試想像如果每次咀嚼的時候，假牙冠也會搖動，那麼連接的金屬便會很快勞損，引致破裂及折斷。此外，假牙冠不停搖動還會造成微細的罅隙，口水、食物殘渣及細菌容易積聚在內，引致牙槽骨周邊發炎及牙肉萎縮等問題。

問題五： 假牙冠的清潔

其實最重要的是清潔假牙的問題，亦是患者自己最能控制的範圍。清潔植牙及假牙冠的方法跟真的牙齒沒有太大分別，用普通常用的牙刷、牙縫刷或牙線便可，最重要是患者有沒有認真清潔這些地方。雖然假牙是不會蛀牙的，但不要誤會假牙不會有牙周病患的問題，這是錯誤的理解。所以假牙跟真牙一樣，必須要時常保持清潔，才可以保全牙周最佳的狀態。

問題六：罅隙的問題

種牙後，另外一個常見問題就是食物走進牙縫中間的困擾。因為植牙的設計原因，鈦金屬螺絲不像原本牙腳一樣那麼粗壯，尤其是與一般有兩至三顆牙腳的大牙相比。因此，植牙牙肉裡面往往會存有一些罅隙。每當患者咀嚼的時候，食物便會不知不覺地擠進這些小罅隙。雖然這些罅隙不會很大，但是相對真牙齒，這些罅隙的確會帶來很多不便。除了植體設計問題外，另外一個產生罅隙的主要原因就是拔牙後牙肉自然萎縮了，從前波浪紋形狀的牙肉在拔牙後會變得完全平坦。這樣的話，裝上假牙冠後，真牙與假牙之間便很容易出現罅隙。

以上都是常常會發生的問題，患者必須預先清楚明白，不然植牙療程完成後，患者便會因過高的期望而失望。而且，植牙後要面對的問題不只如此，也會有其他很多不同的問題發生，上述只是一些比較常見的問題。

總括來說，最重要還是醫生與患者種牙前的溝通，清楚了解情況及患者需要才是預防問題出現的最重要因素。話雖如此，病人面對缺牙困擾時，心態上總會很想醫生立即為他們種牙，以為這樣就可以解決日常生活的問題。即使有些時候醫生詳細解釋種牙會面對的問題，患者也不會太在意，到日後果真面對相關問題時，患者又可能已經記不起當初醫生的勸告，結果引起爭拗及不愉快。所以很多時候醫生也會預備一些小冊子或單張，清楚列明種牙會面對的問題，及一切要注意的事項。當種牙後發生問題時，醫生不是必定可以完全解決所有的問題，或有時候需要更多的治療。所以如文章開首所說，種牙絕不是解決牙患無後顧之憂的方法，我們必須清楚明白。

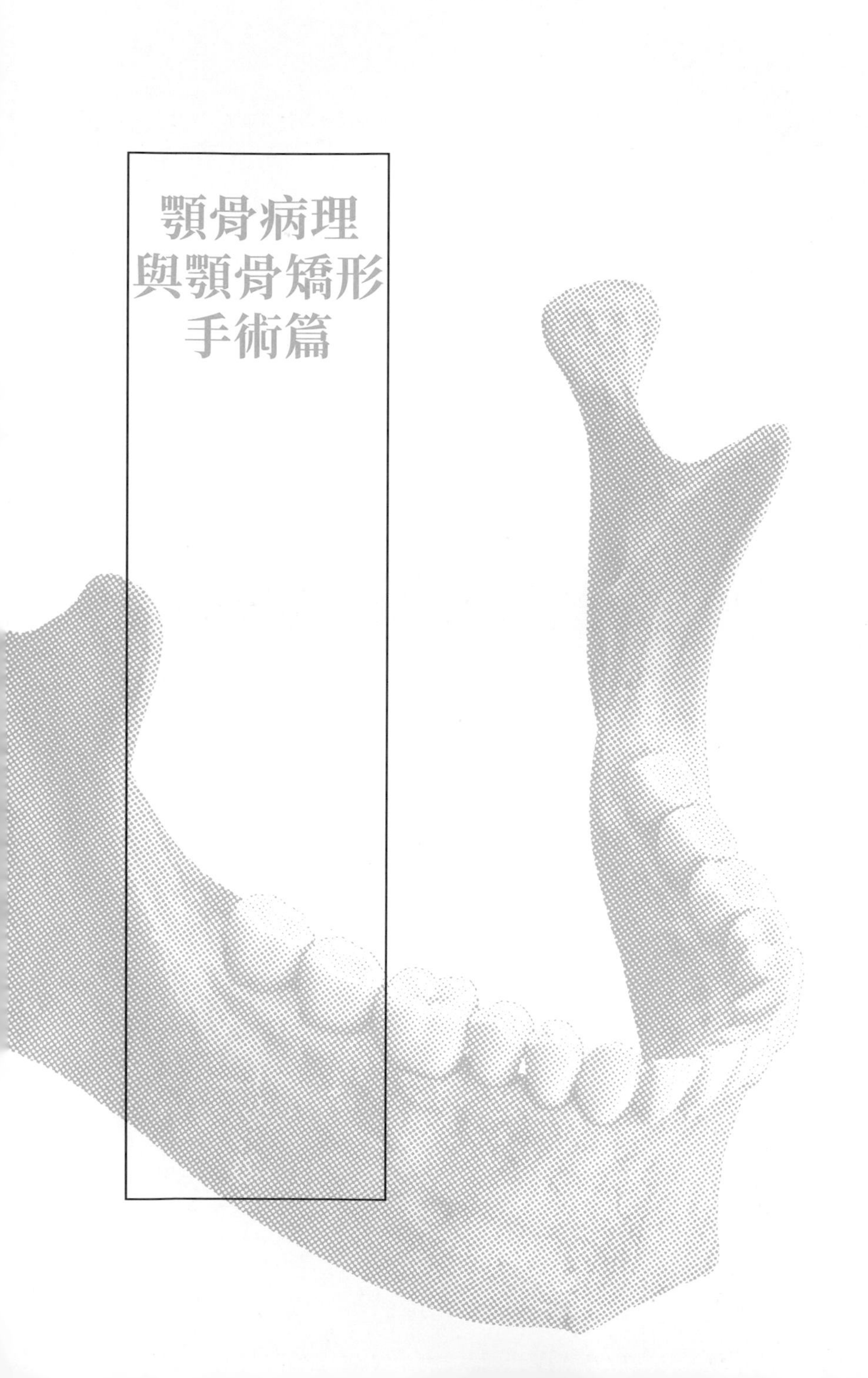

顎骨病理與顎骨矯形手術篇

囊腫及腫瘤究竟有何分別？

有一天病人發覺下顎位置忽然腫起來，便到口腔頜面外科醫生那裡問診。醫生建議照全口的X光片，之後發現下顎位置有一個很大的黑影，醫生說這可能是囊腫，或者是良性腫瘤。當時他很擔心，也猶豫了一會，究竟兩者有何分別呢？

囊腫還是腫瘤？

囊腫，是一種良性的病理，定義為表皮細胞組成的一個囊，又可稱為水瘤或水囊。一般而言，囊腫中間部分積滿了身體分泌的水分。由於囊腫內外的蛋白質含量不同，其滲透勢能也不同，水分漸漸便會由囊腫外滲到囊內，引致壓力膨脹。這種情況下，表皮細胞會因壓力而牽引分裂，細胞數量增加，慢慢令囊腫的範圍愈變愈大。最常見的顎骨囊腫是發炎性的囊腫（根尖囊腫）或牙齒肧胎引發的囊腫（含牙囊腫）。這些因為牙齒而引發的囊腫，一般稱為牙源性囊腫。然而，顎骨裡的囊腫也不一定是由牙齒或相關細胞引發的，其他因素包括上呼吸道表皮細胞或鼻竇內的黏膜細胞病變也有一可能引致囊腫，但這些例子通常只會在上顎出現。

相對地，腫瘤的病理完全不同。腫瘤的成因是細胞核子裡面存有不明的內在病變，引致細胞漫無目的地分裂及製造出錯亂的細胞，令組織及器官受到壓力而引致臨床症狀，嚴重的話甚至乎壞死及衰竭。如果腫瘤細胞在組織內擴散到其他地方，便會影響身體其他器官，這一般稱之為惡性腫瘤（即癌症，cancer）。而良性腫瘤則不會擴散，只會有局部的膨脹、侵蝕或破壞性，與囊腫的破壞性原理沒有太大分別。

囊腫跟腫瘤的處理方法

囊腫跟腫瘤的病理完全不同，所以處理方法也不相同。

一、囊腫

囊腫比較簡單溫和，破壞力比較小，只要把表皮細胞移除便可，一般復發性也低。有時候我們可以把囊腫中間的水放出來，做一個排水的引導造口，從而令內壁的壓力減低，囊腫便會慢慢縮小，令日後的手術更簡單，風險也更低。然而，如果這些囊腫發生在重要的口部結構附近，也有可能因膨脹而破壞了這些周邊組織，導致例如牙齒壞死、神經線受損及顎骨骨折等。

二、腫瘤

腫瘤的破壞力比較強，處理方法亦較為複雜，而且復發的機率可以很高。因應不同的腫瘤及其特性，醫生會設計不同的方案處理。如果屬於侵蝕性比較低的良性腫瘤，一般處理可以跟囊腫相若。但是如果不幸是一些侵蝕性及復發性比較高的良性腫瘤，甚或惡性腫瘤，醫生需要設計較大型的切除手術，減低復發或擴散的機率。有時甚或要配合其他治療，例如電療、化療等，這些做法一般可以把剩下的腫瘤細胞清除。但是即使切除以後沒有復發，也有可能需要面對組織缺失或顎骨不全的問題，如此就要考慮顎骨重建手術。

有時科學研究也分不清當中的病理究竟是屬於囊腫或是腫瘤。就以牙源性角化囊腫（Odontogenic Keratocyst）為例，世界衛生組織在2005年把它改名成為角化性牙源性腫瘤（Keratocystic Odontogenic Tumour），但2017年世衛又改回原先的名稱——牙源性角化囊腫。他們表示改名是因為沒有足夠的證據支持這些細胞裡面的變異是屬於腫瘤。但是姑勿論它的學名反映的定義如何改變，其臨床特性肯定是具有較高的侵蝕性及復發性，所以很多口腔頜面外科醫生也會視它為腫瘤般處理，減低復發的可能。

總括而言，不論是囊腫或是腫瘤，它們也屬於病變，不能掉以輕心。如果我們沒有及時處理這些病變的話，之後可能會引來更多周邊組織的破壞，令治療及重建手術更加複雜。所以，若發覺有腫脹或不舒服的地方，應該及早求醫。

牙源性囊腫

雖然囊腫（俗稱水瘤）與良性腫瘤比較一般性質偏向溫和，但也不能忽視它們的存在，因為囊腫也有一定的破壞性。病理學上，囊腫內積聚的液體蛋白密度跟周邊液體不相同，慢慢水分便會抽進囊腫內，引致壓力膨脹，細胞不斷分裂生長，令囊腫漸漸變大。就顎骨囊腫而言，慢慢變大的囊腫會破壞周邊組織，包括顎骨、牙齒、神經線等，造成種種臨床煩惱，例如細菌感染、牙齒鬆脫、顎骨斷裂、神經線受損使嘴唇麻痺等嚴重問題。

理論上所有有表皮細胞的組織都有可能會發生囊腫病變。牙源性囊腫的意思是指這些囊腫的表皮細胞源於牙齒或牙齒相關的細胞組織。如果顎骨內發現的囊腫不是源於牙齒細胞的話，便可能是骨質或上呼吸道表皮細胞引致的囊腫，但是牙源性囊腫在顎骨內比較常見。當中最常見的兩種為根尖囊腫（radicular cyst）與含牙囊腫（dentigerous cyst）。

根尖囊腫

根尖囊腫一般是由牙髓發炎所引致。牙髓是牙齒裡面的組織，包含著微細血管及神經線，這些組織令牙齒有神經感覺、血液及水分。牙齒表面的琺瑯質及象牙質包圍並保護著整個牙髓部分，所以正常情況下，牙髓與外界是完全隔絕的，屬於無菌空間。可是，萬一因某些原因，例如最常見的蛀牙或牙齒表面破裂，令牙髓接觸到外間環境，細菌便會入侵，引起牙髓發炎。細菌一旦入侵了牙髓，它們便會在牙髓內慢慢滋生，引致發炎反應。因為牙髓是密封空間，一旦發生發炎反應，血管膨脹便會引致血液供應增加，令牙髓內的壓力倍增，患者會感覺非常痛楚。慢慢這些發炎便會從牙髓隨著管道蔓延到牙腳尖範圍。若細菌蔓延到牙槽骨內更會引致骨髓發炎及生牙瘡等臨床症狀。

某些情況下，發炎會刺激牙腳尖的表皮細胞生長，形成了牙腳尖的肉芽腫，當這些肉芽腫慢慢變大，便會形成根尖囊腫。當根尖囊腫出現時，這些發炎也會逐漸轉化為慢性發炎，此時患者的痛楚及腫脹可能會慢慢減少，所以一般也不太容易察覺根尖囊腫已經在顎骨裡面緩緩生長。因此，有時這些囊腫被發現的時候，涉及的範圍已經很大。

根尖囊腫需要透過手術移除，如果周邊牙齒被囊腫壓著而引致牙髓壞死的話，有關牙齒可能要進行根管治療（俗稱「杜牙根」）。當手術移除根尖囊腫後，牙齒的骨質會慢慢生長，雖然未必會百分百完全生長過來，但很多時候都不會對日常生活造成問題。可是如果囊腫問題已惡化至顎骨範圍，那麼日後便需要配合種牙及植骨手術。

含牙囊腫

含牙囊腫是另外一種較為常見的牙源性囊腫。牙齒在顎骨內形成的時候，會被胚胎包圍著。牙齒胚胎供給牙齒細胞養分生長，從而形成牙齒的不同部分，包括琺瑯質、象牙質、牙髓神經等。牙齒正常生長成熟的時候，會慢慢從牙槽骨及牙肉適當的位置長出來。牙齒長出來時，胚胎便會被穿破，接著胚胎組織會慢慢萎縮及被身體吸收。但是，萬一牙齒在不適當的位置生長，例如橫生及阻生的牙齒，因為它們的角度位置不正確，沒法正常從牙肉生長出來，胚胎就沒能被穿破。研究報告顯示，大約 2% 阻生牙齒的胚胎會產生病變，令胚胎細胞分裂及膨脹，最後形成囊腫。因為這些囊腫包圍著牙冠，所以稱之為含牙囊腫。

這些囊腫與較早前提及過的根尖囊腫生長形態相似，當它們慢慢膨脹的時候，也會為周邊的組織帶來破壞。因為含牙囊腫的形成與發炎或細菌感染無關，所以患者更難以察覺它們的存在。含牙囊腫被發現的時候，很多時候體積可能已經相當大。常見含牙囊腫生長的位置是下顎阻生智慧齒或上顎犬齒位置。患者一般是因為顎骨或面部出現腫脹，又或牙齒排列不齊時，經醫生拍 X 光片後才發現囊腫。

治療方案跟其他囊腫一樣，含牙囊腫必須透過手術移除，而且像根尖囊腫一樣，它們的結構比較穩固，被纖維組織包裹著，容易完全移除，囊腫細胞不容易殘留在顎骨內，所以這類囊腫復發性非常之低。

除了這兩種囊腫外，還有一些比較罕見的囊腫，這些囊腫的侵蝕性或復發性會相對較高，例如牙源性角化囊腫和鈣化性牙源性囊腫等。這兩種囊腫共通的特性是生長的速度比較快，所以容易把旁邊附近的組織急劇壓著，造成侵蝕萎縮等問題。尤其是牙源性角化囊腫，這些囊腫沒有一個明顯的纖維外圍包裹，細胞容易在囊腫外圍生長，肉眼看不見，醫生手術移除囊腫的時候不容易把細胞完全移除，所以容易復發。這些囊腫在X光片或臨床上的形態也不同，手術移除的方法也可能較為複雜，有需要時醫生會建議先做切片化驗，確定囊腫種類，才制定最終治療方案，否則很大可能會復發或導致其他潛在風險。

口腔頜面外科小知識

什麼是根管治療？

根管治療的意思是把例如蛀牙或裂牙引致外露的牙髓移除，然後把牙根管道消毒及清潔，再用物料將牙根管道完全封填，這樣便可以解決了牙髓發炎的問題，把牙齒保存。

本文參考資料：

Stathopoulos P, Mezitis M, Kappatos C, Titsinides S, Stylogianni E. Cysts and tumors associated with impacted third molars: is prophylactic removal justified? *Journal of Oral and Maxillofacial Surgery*. 2011;69（2）:405–408. doi: 10.1016/j.joms.2010.05.025. Epub 2010 Nov 2. PMID: 21050646.

良性腫瘤——成釉細胞瘤

相信腫瘤這個名字對大眾來說都不陌生，但大家知不知道發生在顎骨的腫瘤有幾多種不同類型？上下顎的腫瘤發生率一般也不高，就個案發生機率計算，大約只會在 1% 的整體人口出現。顎骨的腫瘤跟身體其他部分的腫瘤一樣，也分為良性及惡性腫瘤。另外一種區分腫瘤的方法，就是根據腫瘤細胞的源頭分類，例如骨腫瘤、神經線腫瘤、表皮細胞腫瘤、口水腺腫瘤、血管及淋巴腫瘤等，當中最常見的顎骨腫瘤，亦即是成釉細胞瘤。

成釉細胞瘤

成釉細胞瘤（ameloblastoma）又稱造釉細胞瘤，是一種比較常見的良性牙源性腫瘤，多數出現在下顎較後端的位置。雖然成因不明，但可以肯定的是，這是由製造牙齒琺瑯質的細胞病變而成的良性腫瘤。這種良性腫瘤主要分為兩類，分別為囊腫性及實體性的成釉細胞瘤，當中囊腫性再分為單囊性及多囊性。囊腫性的意思就是腫瘤細胞中間是一個空洞，雖然它是一個腫瘤，但是結構與囊腫相似，所以稱之為囊腫性腫瘤。相對地，實體性的腫瘤就是實心的腫瘤，整個腫瘤裡面充滿著腫瘤細胞。從顯微影像分析，實體性的腫瘤再可分為六種不同細胞排列的形態。不過，其細胞的分布及排列，跟臨床侵蝕性及復發性沒有太大的關係。只因為研究人員分析這一類腫瘤的時候，發覺它們有不同的細胞排列形態，所以歸納為六種不同名稱的腫瘤，方便醫生或研究人員溝通，卻沒有太大的臨床意義。

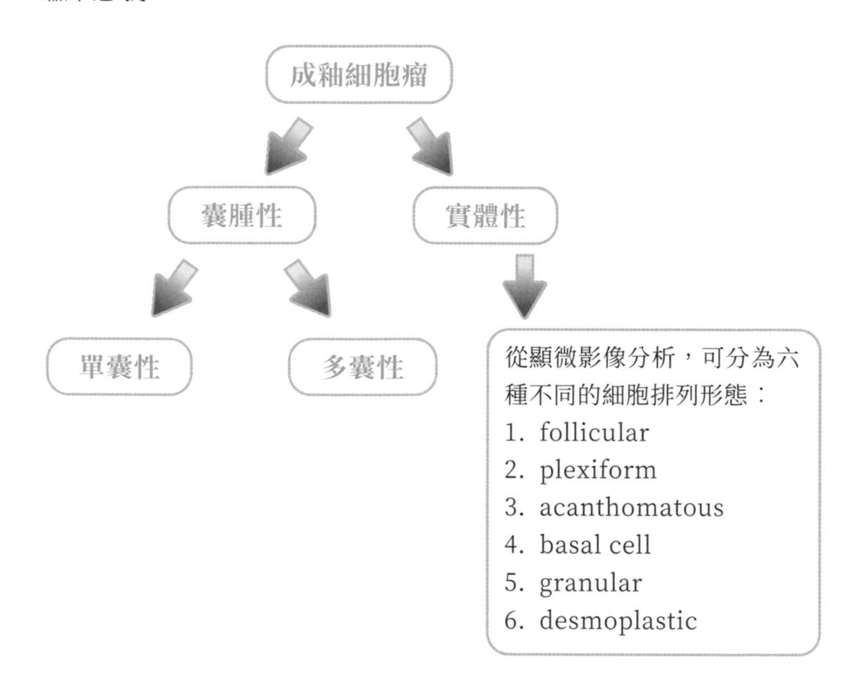

這類型的良性腫瘤，一般患者起初也不會覺得有什麼不舒服。但是過了一段時間後，牙肉及顎骨便會有點兒腫脹。通常這個時候患者才會求醫，醫生拍下 X 光片就清楚可見腫瘤的影像。因此，當患者發現腫瘤的時候，有時已經有一定的大小了。這類腫瘤會有一定的局部侵蝕性，旁邊的牙齒、顎骨及神經線也可能會被影響。如腫瘤有細菌感染的話，患者的顎骨面部便會急劇腫脹、疼痛、牙齒鬆動，嚴重的甚至會令神經受損、嘴唇麻痺及顎骨折斷等。

處理不當，復發機會率高

要準確診斷成釉細胞瘤，除了拍X光片及立體電腦掃描外，有時候醫生也會做切片化驗，讓病理科醫生在顯微鏡底下檢查腫瘤細胞，才可以確定是哪一種類型的腫瘤。定下治療計劃及方案之前，我們必須要確定腫瘤的類型，因為其治療方法各有不同，復發機率有很大差別。例如有一些良性水瘤（或稱囊腫），完全移除後的復發機率差不多是零。但如是成釉細胞瘤便要加倍小心，因為處理不恰當便會殘留剩餘細胞在顎骨內，復發的機率可高達約90%。復發機率之所以如此高，主要原因是這些腫瘤細胞很容易殘留在顎骨裡面。成釉細胞瘤不像牙源性囊腫般被纖維囊包裹著，所以就算醫生把整個腫瘤移除，亦有可能有些肉眼看不到的細胞殘留在顎骨裡面，引致復發。所以處理此類腫瘤需要比較謹慎，移除更多附近看似正常的組織。

一項研究報告建議，處理單囊性成釉細胞瘤的方法，除了做手術移除外，還須再加上化學藥物（Carnoy's solution），把周邊顎骨殘餘的腫瘤細胞破壞，此外也要把接觸到腫瘤的牙齒脫掉，這樣復發的機率可以降低至大約16%。但是如果不幸是多囊性的或實體性的成釉細胞瘤，醫生便要考慮把顎骨切除，這樣復發率可以減低至大約3.5%。不過，這些只是一般指引，個別的情況必須諮詢專業的口腔頜面外科醫生，進行詳細檢查評估及分析，才可以給患者設計最佳治療方案。

本文參考資料：

Lau SL, Samman N. Recurrence related to treatment modalities of unicystic ameloblastoma: a systematic review. *International Journal of Oral & Maxillofacial Surgery*. 2006;35（8）:681–690. doi: 10.1016/j.ijom.2006.02.016. Epub 2006 Jun 16. PMID: 16782308.

上下顎的切除與重建

步入診症室的，是一名年輕的飛機師。他外表沒什麼異常，但當他張開口的時候，下顎左側可見有一個頗大的腫塊，經過診斷及切片化驗後確診是顎骨腫瘤。我們慢慢將情況告訴他，他的表現也非常冷靜。治療方案是先把部分下顎骨切除，然後再進行重建，最後種牙及修補牙齒。雖然涉及的手術繁複，時間冗長，但他依然心情平靜坦然接受了。

為何要把顎骨移除？

處理某些口腔及顎骨腫瘤時，如果不把整段顎骨切除，有可能帶來復發的風險，例如是口腔癌症，如果不把這些病變細胞完全移除，有可能擴散至淋巴或其他器官，導致其他器官衰竭。良性腫瘤雖然不會擴散，但一些侵蝕性比較高的良性腫瘤，在原位復發的破壞力也很大，尤其出現在顎骨較後端位置時就更加不容易察覺，而且要患者面對復發及所需要的手術亦是非常痛苦。

醫生判斷切除這些腫瘤時，慣常會預留一段安全距離。比如說一些惡性腫瘤，因應不同的種類形式及位置，醫生進行切除腫瘤手術時要判斷預留大約一至兩厘米的安全距離。安全距離的意思，是指醫生切除腫瘤時，需要把周邊看似沒有腫瘤的正常組織也一併切除。主要原因是很多癌細胞或腫瘤細胞會在病變形成時，因細胞分裂而擴散到周邊位置，這些細胞擴散是肉眼察覺不到的，即使組織表面看似正常，但在顯微鏡底下就會看見癌細胞的存在。因此，基於安全考慮及減低復發可能性，醫生移除腫瘤時必須要有一定的安全距離。

另外一類需要把顎骨移除的情況，就是雖然腫瘤不是惡性或復發性高，但腫瘤已經把絕大部分的顎骨侵蝕。如果此時勉強保留顎骨，只把腫瘤移除，餘下的顎骨也會太少太薄，根本沒法支撐顎骨移動及咀嚼的壓力。而且，留下這些零零碎碎的骨碎，更有可能因為血液供應不足而導致病理骨折、壞死及骨枯等。

顎骨移除後的問題

切除顎骨後，患者會面對很大的問題，姑勿論是上顎或下顎，也會造成外觀及功能上的嚴重缺失。如果切除的位置是在上顎後端，其他人或許也不容易察覺。但如果切除的位置是在下顎或上顎前端，這樣肯定會為患者帶來很多生活上的問題。

試想像，如果下顎折斷了，患者口部根本不能正常活動、說話或咀嚼進食，相關的神經線也會因手術一併被切除，引致嘴唇麻痺沒有感覺等。如果涉及舌頭組織的移除，更可能會影響舌頭感覺及味覺神經。切除位置如是在上顎前端，外觀上會有更嚴重缺失，上唇及面部前端會因為失去了牙齒及顎骨的承托而凹陷下去，說話發音及進食也面對很大的困難。甚至有些情況因為腫瘤擴大導致範圍太接近表面皮膚，醫生因應安全距離的原則，也要把這個範圍的皮膚一併切除，這樣患者便會有更嚴重的外觀缺陷。

如何修補缺失？

因為功能上及外觀上的缺失，很多時必須進行重建。所謂重建，意思是將缺失的組織用其他方法修補，最常見方法是植入假體，或由身體另外一部分取出組織修補。視乎切除範圍所缺失的大小及性質，醫生會判斷應從哪裡取出組織修補，考慮範圍包括骨頭、皮膚、肌肉或脂肪層等。

如果只是修補小範圍的骨質缺失，可以考慮從盆骨取出骨頭修補。如果涉及的範圍很大，一般也會考慮較大範圍的組織，例如帶血管的盆骨或在小腿取出帶血管及肌肉的腓骨。現今較常用的是腓骨，這塊骨頭位於小腿後端，只要拿取的骨頭不是太接近關節位置，對患者一般也沒有什麼功能上的影響。一般取骨頭時會連帶相關的血管取出來，加上周邊的肌肉甚至皮膚，這樣會較容易有足夠的組織把缺失的地方修復，尤其是下顎骨切除，腓骨可以切開成為三四段，方便把下顎骨的線條重建。

取出骨頭後，醫生會把整塊組織移植到顎骨適當的位置，用鈦金屬固定板及螺絲固定骨頭，再把血管接駁到頸部血管，最後用軟組織修補附近的缺口，手術便完成。連同切除腫瘤的時間，一般這類型的手術需時大約八至十小時。

新科技帶來的進步

現在的電腦科技先進，以上手術可以用電腦軟件去輔助設計，醫生只要先把電腦掃描數據載入軟件，隨後便可以在電腦內看見腫瘤的位置，判斷切除範圍，接著可在軟件內進行虛擬切除。如此醫生也可以預計缺失的範圍大小及角度，在手術前預知鈦金屬固定板的大小及位置，用 3D 打印技術製作出來，減省手術室內手術的時間。

除了切除的程序外，也可以用電腦預先設計的切割板輔助取出腓骨，準確拿出合適長度的小腿腓骨，因應切割板的位置，把它切成兩三段，再用預先製作的鈦金屬固定板接駁，此時基本上整個顎骨的形狀已經呈現在眼前，只要把它裝上顎骨的位置，再把血管接駁及縫合，手術便完成。

近年取骨技術已經發展到可以在取出腓骨階段，骨頭還在小腿位置時，同時植入種牙植體。這些植體位置是靠電腦製作的引導航板放進內，位置相當準確。這樣的話，當醫生把整塊腓骨移植到顎骨的時候，便已經有種牙植體在口腔，有助準確地對準其他牙齒，如情況許可更可以立即裝上臨時假牙。那麼當病人回到病房時，口腔裡缺失的所有組織便已經全部修復好了。

現時的技術大大減少了患者的痛苦，增加了手術後長遠的穩定性，希望新科技繼續發展，令手術更容易，風險更低，康復時間更短。

顎骨骨折及創傷

很多碰撞性的運動，例如足球、籃球、欖球、單車等也有撞擊到口腔或頭部的危險。很多時候輕微的碰撞只會造成小小的皮外傷，但如果不幸是在高速度或猛烈的情況下發生碰撞，就可能會傷及內部結構，包括牙齒及顎骨。

受創傷的位置，主要視乎碰撞的接觸點。如果是正面碰撞，首當其衝的很大可能是門牙，有可能導致牙齒鬆脫、移位甚至脫落。但如果碰撞不是發生在面部的正中，那便可能不只碰傷牙齒，更可能令顎骨受創。最常見的顎骨骨折分別是下顎骨、顴骨及上顎骨。

上顎骨折

三種常見的顎骨骨折當中，相對比較少見的是單純上顎骨骨折，碰撞接觸點主要發生在上顎的正中點，若是猛烈的撞擊更可令整個上顎骨從頭骨其他部分分離。因為上顎骨不在面部突出的地方，所以單純上顎骨折多數只會發生在小範圍的上顎骨，而且是在高速度猛烈的撞擊下出現。這樣的骨折稱為 Le Fort 骨折，當中可再細分為一型、二型或三型，視乎斷裂位置的高度及範圍。如果是二型或三型，這並不只涉及上顎骨的範圍，也涉及到鼻骨或顴骨的骨折。上顎骨骨折的患者，會發現咬合不齊，面部中間凹陷，更可能會出現流鼻血等情況。如涉及神經線的話，面部皮膚及上唇位置會麻痺。通常上顎骨受撞擊時也很可能會同時傷及上排牙齒，引致牙齒鬆脫或斷裂等。

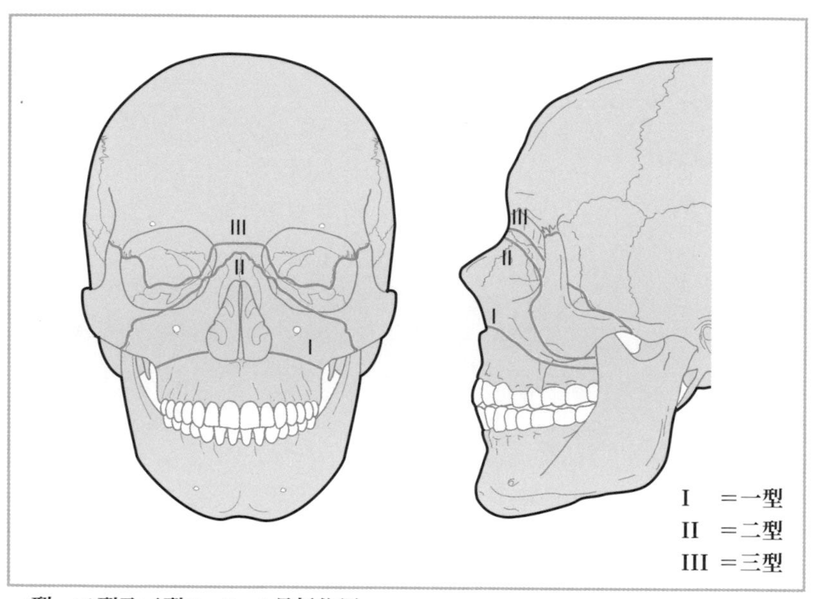

一型、二型及三型 Le Fort 骨折位置

下顎骨骨折

最常見的顎骨骨折算是下顎骨骨折。下顎骨骨折的分類原則主要在於斷裂位置的分布，不像上顎骨般，下顎骨骨折並沒有特定的醫學名稱，通常只會區分為前端、後端、升支或牙關節位置等的骨折。下顎骨骨折可以是單一折斷或多位置的骨折。如果碰撞時衝撞力從前方而來，重力點在下巴，一般折斷的位置就在下顎的前端，可能是面部正中線或是中線附近。如果碰撞時衝撞力從側面而來，骨折的地方則可能會在下顎的較後端。另外一類常見的下顎骨骨折發生在牙骹，這種骨折普遍由從下向上的衝力所引致，例如身體失去平衡跌倒在地上令下巴撞擊地面。這樣的碰撞下，從下至上的衝力會令牙齒咬合起來，牙齒咬合時因為多顆牙齒同時受力，牙齒一般不會有太大創傷，但重力點則會落在雙側的牙骹位置，嚴重可引致牙骹骨裂或骨折。牙骹骨折主要從斷裂的高度分類，例如關節纖維膜內的骨折，或牙骹頂部下端骨折等。受到重力碰撞令到下顎骨骨折斷裂的患者除了會覺得疼痛及腫脹外，也可能出現咬合不齊。

顴骨骨折

最後一種常見的面部骨折是顴骨骨折。因為顴骨在面部比較突出，衝撞發生時，衝擊力比較容易會落在顴骨上。顴骨骨折常見於籃球、欖球或拳擊等碰撞較多的運動。因為顴骨涉及眼窩及上頜的結構，所以受傷時，其功能缺失可能會相對比較多一點，例如面部皮膚麻痺、視覺能力受損等。

一定要動手術嗎？

一般而言，如果面骨或顎骨骨折沒有引致任何功能缺失，又沒有令咬合不齊，有時可能不需要做任何手術，只要休息一段時間及進食一些柔軟的食物，再加以護理傷口，骨折的地方一般會在六至八星期自然癒合。相反，如果有功能上的缺失，又或咬合不齊及張口困難的話，便需要動手術把斷裂的顎骨放回原位再加以固定，稱為 ORIF (open reduction and internal fixation)。手術時口腔頜面外科醫生會先用手術刀把牙肉切開，把斷裂的位置外露，然後用儀器把顎骨放回原來的位置，再用鈦金屬固定板及螺絲固定，最後把傷口縫合便完成手術。然而，如果受傷部位比較複雜，例如顴骨骨折傷及眼窩底部的骨板，這便需要進行眼窩底部修補。一般而言，大部分顎骨骨折也可以透過口腔內的手術處理，但是如果受傷的部位是口腔內不容易接觸到的地方，醫生便要在相關皮膚位置開刀，日後有可能在面部皮膚留下疤痕，同時也會帶來額外的風險，例如面部神經受損等。

如果下顎骨或牙骹骨折斷的範圍沒有令咬合大幅度改變，有時醫生也可以用鎖口的方式令顎骨癒合，利用固定的上顎及正確的咬合，固定下顎的位置，讓骨折在沒有移動的情況下慢慢癒合。這做法不用開刀把骨折的地方外露，只要用鐵線把牙齒上下緊緊鎖著，令患者不能張口、不能活動，如此折斷的顎骨便會慢慢在六至八星期自然癒合，達到動手術的同樣效果。不過，這六至八個星期，患者肯定會有點不方便，要進食流質的食物、不能進行運動等。

顎骨骨折有可能是簡單小問題，但也有可能很嚴重，歸根究柢，預防勝於治療，我們做碰撞性運動的時候，應該加倍小心，並使用適當的保護措施，避免碰撞到面部或顎骨。假設不幸碰撞嚴重的話，最好立刻到口腔頜面外科醫生檢查一下，看看有沒有需要立刻治療的地方。

頜面牙齒排列的啟示

「情與義，值千金，刀山去，地獄去，有何憾……」聽到這首歌，相信大家也可能想起《食神》裡的雙刀火雞，她的造型最深入民心的，莫過於那排哨牙。究竟為什麼編劇要把這個哨牙造型安排給武藝非凡卻深藏不露的雙刀火雞？這又代表著什麼？

「倒及」與「哨牙」的刻板印象

很多時候，我們可以從電影角色、卡通繪圖、動畫及漫畫裡不同角色的造型中，看到大眾對每一種顎骨偏歪的情況也有特定的前設感受。例如「倒及」牙、「鞋抽」臉與下巴大大的角色，一般都是大反派、怪獸、大壞蛋等。製作人藉著他們巨大的下巴，再加上露出來的下顎牙齒尖尖的，塑造出兇猛、暴力及邪惡的形象。雖然《美女與野獸》中的野獸心地善良，但始終也是一隻「野獸」。又例如《怪獸公司》的毛毛，雖然可愛但歸根究柢也是一隻「怪獸」。《IQ 博士》裡的宇宙大王，也何嘗不是有類似的咬合問題？由此看來，製作人心裡總會將「倒及」牙、「鞋抽」臉跟「怪獸」連在一起。好像巴斯光年這類在黑暗中顯出光明的正義例子，實在絕無僅有。

至於哨牙的角色，對觀眾而言，又別有象徵意義。記得小時候看過的卡通《電子神童》主角石野嵐、《叮噹》裡的阿福，又或者是電影《嫁個有錢人》裡面提倡石油氣數碼化的Wilson，同樣有著一排哨牙。你以為創作人想把這些人醜化之時，同時他們又被刻劃成深藏不露的高人。他們「牙擦」、聰明，醒目的特徵盡顯臉上。《電子神童》的主題曲歌詞有一句：「看這兩隻哨門牙生得多麼醒」，清楚指出兩隻哨牙及其潛能無限的正面關係。同樣地，雙刀火雞的臂力驚人，也被編劇刻意用那排哨牙去醜化及掩蓋，在街上做一個平平無奇的車仔麵小販，隱藏她的潛能。

什麼是美麗？

曾經在網上看到一個有趣的街頭訪問，研究人員邀請六位不同年齡性別的人士做測試，給每人一張畫紙，畫紙上有大約八個不同人的樣貌，叫他們憑自己的感覺，從最美觀排列到最醜陋。另外一個測試是要測試者看著電腦裡面的面部外貌圖像，當眼耳口鼻的位置不斷在左右高低大小地變化之時，他們要在變化到最「美麗」的時候把電腦按停。結果出乎意料，全部人在兩個不同測試裡選擇的答案都十分接近。這反映了原來大部分人的大腦裡面存有一種潛意識，對「美麗」是一個怎樣的標準有共識。雖說「美麗」的定義有時候不能量化，言語也形容不到，但是在社會的潛移默化之下，每個人內裡彷彿對「美麗」都有一套相類似的概念及刻板印象。當然不同文化背景，不同社區環境，不同習慣、宗教、性別等也會有不同的審美角度，美麗沒有對與錯，但是亦很難將其量化，說到底也只是自己心中的一種感覺。

以貌取人是不應該的，醫學上也沒有研究證明顎骨咬合及牙齒排列跟智商及能力有關。但無奈地外貌往往給別人最先及最直接的印象，有研究報告顯示，外貌長得「漂亮」的人會較容易獲得別人的幫助，在某些考試當中更容易拿到高分，或在社會上更容易獲得較理想的工作。所以很多人不斷追求偏向完美的外貌是可以理解的，也難怪近年牙齒矯正、顎骨矯形及醫學美容的技術不斷發展及進步。但我們要清楚明白，每做一件事也會有其好處及壞處，也有潛在風險，患者必須清楚理解才作出選擇。

本文參考資料：

Aharon I, Etcoff NL, Ariely D, Chabris CF, O'Connor E, Breiter HC. Beautiful faces have variable reward value: fMRI and behavioral evidence. *Neuron*. 2001;32（3）:537–551. doi: 10.1016/s0896-6273(01)00491-3.

藥物及麻醉篇

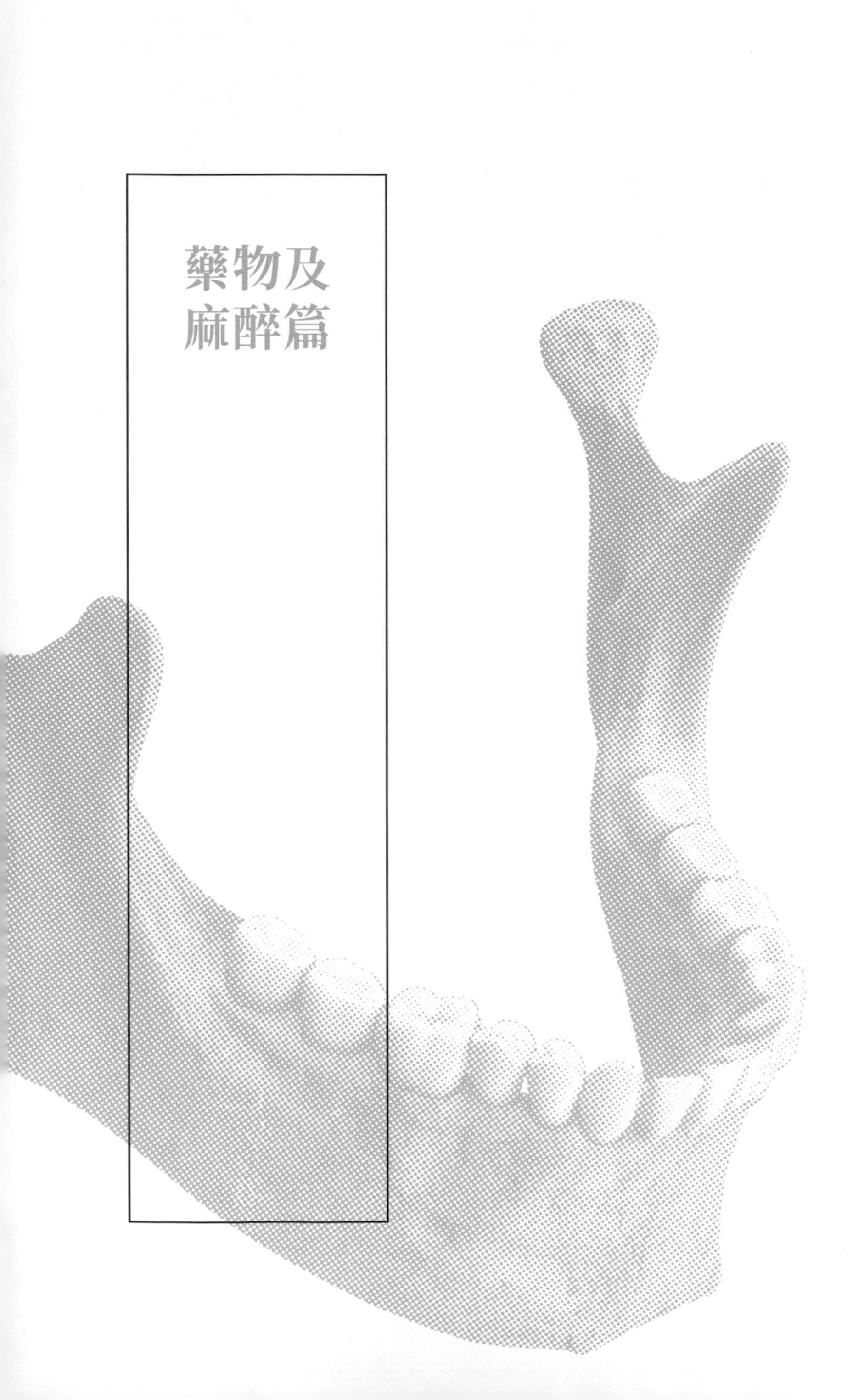

口腔手術與身體狀況息息相關

一天收到一個醫院轉介的急診，是一名中年男士，他感覺到口腔面部及面頰位置疼痛，張口困難，就連說話及進食也不能正常動作。經過檢查及X光片診斷後，發現他口腔顎骨及鼻竇位置多處有膿瘡，需要進行小手術放膿。由於患者本身患有肝硬化、腎臟衰竭、胃潰瘍等疾病，所以進行口腔手術及麻醉之前，醫生必須詳細檢查患者的身體狀況，評估手術及麻醉風險。

肝功能與腎臟衰竭

以這個男患者為例，肝臟衰竭會影響很多身體功能，例如因為肝臟不能正常製造凝血蛋白，有可能會引致凝血困難、長時間失血或過量失血等問題。因為肝臟是製造血液及血小板的重要地方，所以肝功能過低亦可能會導致血小板過低、血色素過低等問題。另外，肝功能過低，同樣會影響白血球的製造，令白血球功能或數量不足，影響正常傷口的癒合，或令感染的風險增加。

如果患者是腎臟衰竭的話，醫生用藥時必須加倍小心，因為很多藥物也經由腎臟排出體外，如果腎臟功能下降，身體會積聚較多殘餘的藥物，令身體負荷增加，引起相關併發症，例如藥物中毒或腎臟衰竭等。

心臟病及糖尿病

香港人最常見的身體疾病是心臟病及糖尿病，它們分別也有可能影響口腔手術的治療方案。糖尿病患者的血液內容易積聚較多糖化污染物，這些污染物依附在血管內壁，影響血管正常的功能，尤其是微絲血管，令管道大大收窄，令身體一些部位血液供應不足。糖尿病病人常見的併發症例如俗稱的糖尿眼及糖尿腳，就是這個原因而起。這些糖化污染物也會積聚在白血球的表面，影響白血球的功能，令感染風險倍增。如果進行口腔手術的話，傷口也會較難癒合，並很大可能引起感染。故此，這類病人必須在手術前做詳細檢查及評估，了解其糖尿病控制的情況，方法一般是透過血液化驗評估血糖指數，如果結果不是在理想範圍，口腔手術最好延遲，等待血糖指數回復正常及穩定，才安排口腔手術。

至於心臟病方面，雖然此疾病一般不會直接影響口腔手術的傷口，但是在進行口腔手術時，病人有可能因緊張或痛楚，或因為某些的麻醉藥，導致心跳加快，心臟負荷急劇增加，對於心臟功能不正常的病人，此時額外增添了出現心臟衰竭及其併發症的風險；此外，心跳加快，亦有可能令血壓升高，一旦過高更可能有中風的危險。

呼吸系統疾病

呼吸系統疾病其實也跟口腔手術有直接的關係，例如哮喘或慢性阻塞性肺炎等常見的都市疾病，這些患者緊張時會呼吸困難，血液含氧量或會出現不足。口腔手術時，身體正正需要足夠氧氣維持基本維生指數，尤其是監察麻醉下進行的手術。因為麻醉藥有可能會令患者呼吸緩慢，因此血液含氧量便非常重要。所以，如果患者本身有呼吸道疾病，便要加倍小心。

總言之，進行口腔手術之前，就算是很簡單的局部麻醉脫牙，我們也需要謹慎評估患者身體的狀況，如可以避免即時做手術，患者應把身體其他功能調理好後才進行口腔手術，但是如果急需進行口腔手術，患者手術前也必須諮詢相關專科醫生及麻醉科醫生意見，減低手術潛在的風險。

另一方面，日間手術中心必須配備足夠藥物及儀器處理緊急的情況，有需要可以安排患者在醫院手術室內進行手術。因為醫院的設備及配套足夠，緊急情況時可以減低危險，手術後也可以在病房觀察身體情況，配合適當監察儀器，確保維生指數正常，直至患者康復及穩定下來，才安排回家休息。

局部麻醉藥冷知識

幾乎所有口腔手術都必須用到局部麻醉藥。醫生給你打過麻醉藥後，牙齒及牙肉附近會感到麻痺及腫脹。有些時候麻醉的範圍會很局部，但也有些時候範圍會很廣泛，例如包括整個嘴唇、下巴，甚至舌頭部位都會失去感覺。這是因為醫生用的針不同、劑量不同，還是用的麻醉藥有分別？

沒錯，不同的麻醉藥的確會有不同的效果，分別可以是產生麻醉藥效所需要的時間、麻醉藥的持久力等，但整體來說，其麻醉效果其實只是大同小異。控制麻醉藥效的更重要因素，應該要數醫生在不同位置打局部麻醉針時選擇的方式。

浸潤麻醉及神經阻滯麻醉

口腔局部麻醉的方式主要分為兩種，分別是浸潤麻醉（infiltration anaesthesia）及神經阻滯麻醉（nerve block）。簡單而言，浸潤麻醉的意思是注射麻醉藥後，藥物透過身體組織的滲透，到達需要麻醉的位置從而產生麻醉；神經阻滯麻醉則是將麻醉藥注射滲透到相關的神經線，從而令神經線的感覺傳遞受阻，達至麻醉效果。醫生決定使用哪種局部麻醉方式時，主要考慮手術的位置，這關乎主幹神經線的分布、顎骨的厚薄及其滲透能力等重要影響因素。

例如智慧齒手術，開刀的位置會在下顎的後端，這個範圍的顎骨外層比較堅硬，如果用浸潤麻醉的話，麻醉藥滲透到牙齒根部的可能性較低，預計麻醉效果不會理想。相反，下顎後端有一主幹下顎神經線，稱為下齒槽神經線，醫生更傾向把局部麻醉藥放在下顎升支較後的位置，把進入下顎骨前的那段神經線麻醉，令痛楚感覺訊息不能傳遞到中樞神經，達至更理想的麻醉效果。神經阻滯麻醉會令整個神經末端範圍在注射麻醉藥後感覺麻痺，換言之下齒槽神經的神經阻滯麻醉，會令同側後端下顎的牙齒、牙肉、下唇及下巴皮膚完全麻痺。同樣的神經阻滯麻醉也適用於舌頭神經、下顎前端負責下唇及下巴皮膚的神經，以及上顎內側的主幹神經等。

浸潤麻醉的原理比較簡單，是指將麻醉藥打進手術範圍後，透過慢慢滲透到附近的位置，包括牙肉及牙槽骨，藉此產生麻醉效果。所以浸潤麻醉一般會用於顎骨滲透能力比較高的範圍，例如上顎的外側、下顎前端外側等。相對於成年人，小朋友的顎骨比較薄，所以脫除乳齒時，大部分也可以考慮浸潤麻醉。

針頭的選擇

醫生還會視乎麻醉位置的深淺，選擇適合長度的針頭，例如下齒槽神經線的神經阻滯麻醉，因為神經線的位置在口腔黏膜裡較深層的位置，所以必須選用較長的針嘴。相對於神經阻滯麻醉，浸潤麻醉一般會在較淺層的位置進行，所以較常選用短針。除了針嘴長短的選擇以外，針頭管道大小也有分別。針頭較細小的，打針的刺痛會較小，但是因為管道細小，麻醉藥施放的時間便要較長，有可能增加患者，尤其小朋友的恐懼感。相反地針頭較大的，打針的刺痛感會較大，但過程可以更迅速。

其實麻醉的方式、打針的技巧、選用的麻醉藥及儀器可以有很多不同的選擇，醫生要視乎不同的臨床狀況，包括手術的位置、手術預計的時間、患者的年齡及身體狀況，甚至患者心理因素、恐懼程度等，選擇最適合的麻醉方式。

現今已有很多不同的方法可以減低打針時的痛楚，及令麻醉藥的效能及持久力提升，包括在打針前塗上局部麻醉藥膏或冷凍噴劑，令注射針藥的位置感覺遲緩，那麼打針而引致的痛楚感覺便會減少。有些時候醫生可以把麻醉藥預先浸在熱水中調校至接近身體的溫度，減低注射藥物對身體的刺激，從而減低痛楚感覺。此外，還有使用超聲波儀器等，把打針附近的組織以高速度震動，減低感覺神經對附近位置的痛楚反應。延長藥效方面，在麻醉藥裡加入適量的腎上腺素可有助令局部血管收窄，提升麻醉藥的持久能力。最後，當然醫生打針的技巧也會直接影響痛楚程度。

如果未來可以發明一些完全無痛的局部麻醉方式，相信肯定是手術患者的最大喜訊。

不應自行停用薄血藥

黃伯伯今天來到診症室，說他的牙齒很痛，要求我替他脫牙，還說自己已停了五天的薄血藥。我問他為什麼自行停了薄血藥呢？他說是因為想要脫牙，但又怕會出血過量，所以便自己停了薄血藥……

自行停藥，後果可大可小

其實黃伯伯這類病人我們經常也會遇到，他們一心想來看牙醫脫牙，但是忽略了牙齒是否需要脫掉，或是否適合當天即時脫掉，還是未知之數。要知道有好些情況，身體的狀況都未必適合脫牙，例如控制不良的高血壓、心臟病及糖尿病等。脫牙能否在局部麻醉下進行，還是要監察麻醉或全身麻醉？診所設備是否足夠，是否需要安排在醫院進行？這些也要醫生檢查及評估後才可以定案。而且最重要的問題是，自行選擇停服薄血藥是非常危險的，因為薄血藥主要是保護心臟及血管，患者自行停藥，有可能對自己的身體構成很大的風險。

現今很多香港人也會服用一些薄血藥或抗血小板的藥物，例如阿士匹靈（aspirin）、氯吡多（clopidogrel，常見牌子如

Plavix），以及比較傳統的華法林（warfarin）和新一代的抗凝血藥物達比加群酯（dabigatran）。這些藥物的藥理及控制血液凝固的方式也不同。阿士匹靈及氯吡多屬於抗血小板的藥物，其作用是避免血小板初期凝固，令血液凝固遲緩。至於華法林則會影響某幾種血凝固因子，對於薄血的效用會更強。達比加群酯就屬於較新的薄血藥，薄血的效用跟華法林差不多，但是比起華法林需要三天時間才達到足夠藥效，達比加群酯需要的時間相對較短，大約一天便可以達到。換句話說，如果要停藥令藥效消失，這些新的薄血藥也只需要大約二十四小時，對患者來說停藥的時間愈短，風險便愈低，也較方便。

如何決定？

有時候我們也會疑惑，需要做口腔手術或脫牙的時候，究竟病人應否停止服用上述幾類藥物？如要停服的話，要停用多久呢？如病人正在服用薄血藥或抗血小板的藥物，我們必須預先諮詢病人的家庭醫生或心臟科醫生是否同意停用相關藥物，及需要停服多少天。停止服用薄血藥時，患者會有較高的心臟及血管風險，例如中風的機率提升等。所以有時候，醫生會建議病人在停藥期間轉用一些藥效較短的針藥（如 heparin），這樣便只需在口腔手術前三十分鐘停用針藥。因為藥效較短，大約三十分鐘身體便能把藥物排出體外，把薄血的程度減到最低，避免了手術出血的問題。直至手術完結又沒有流血問題的時候，也即時可以用這些針藥在短時間內恢復藥效，提供足夠的保護水平。不過，這些情況一般也會要求病人留院進行停藥、打針及觀察，住院時間大概需要五至七天。

最終應否停薄血藥或抗血小板的藥物應該是由口腔頜面外科醫生或牙醫判斷，因為他們才能預計得到口腔出血的風險。很多時候若只是進行簡單的脫牙或手術，其實可以不用停服藥物，傷口可以用局部處理的方法，例如用止血紗塊及縫針以有效止血，如此就不需承受停藥引起的相關風險。

總括而言，病人不應自行停用藥物，因為要否脫牙、要否停藥等問題，應交由醫生決定，否則會對自己的健康構成很大的風險。

監察麻醉與口腔手術

口腔及顎骨手術種類繁多，有很簡單的脫牙，也有較複雜的顎骨切除及重建、顎骨矯形手術等大型手術。這些手術的複雜程度、手術時間的長短，也各有不同。在口腔進行手術一點也不容易，口腔的空間非常狹窄，能見度及光線也會受不同因素影響，而且手術儀器又絕不細小，加上口腔分泌的口水、手術傷口的出血，以及手術用儀器噴出來的冷卻鹽水，令整體手術範圍的可見程度大大減低。

雖然口腔及顎骨手術在麻醉藥生效後才進行，患者不會感覺到痛楚，但是周邊的組織依然會有正常的觸感，加上心理上、感覺上及視覺上的恐懼，以及口腔內不斷有各種儀器及液體在運作，這些都會影響患者的正常呼吸。就算患者對醫生有再大的信心，手術在最安全的環境下進行，一般人或多或少都會感到焦慮。因此，進行口腔顎骨手術前，醫生要預先評估各種情況，包括手術的複雜程度、所需時間的長短、手術的範圍與入侵深度、使用儀器發出的聲音，以及其他患者可能會有的感覺及需要面對的壓力等不同因素，再加上患者年齡、文化背景、身體狀況，決定採用什麼麻醉方式，務求令患者感覺舒適，減低潛在的風險，也達到患者安全及最佳的手術效果。

除了局部麻醉外，我們還可以選擇以全身麻醉的方式進行口腔及顎骨手術。全身麻醉相對比較複雜，需要的醫療設備及配套繁多，所以很多時需要在醫院的手術室內進行。簡單來說，全身麻醉就是用藥物影響患者的中樞神經，令他們進入睡眠狀態，把身體的所有感覺及反射反應機制關掉。此狀態下進行手術，患者不會感到任何痛楚，醫生也可以較容易及順利進行手術。但是全身麻醉使用的藥物及劑量，一般會影響患者的心臟及呼吸功能，所以必須同時使用喉管及呼吸儀器輔助呼吸，用較複雜的生命體徵監察儀器即時監察患者的維生指數。全身麻醉手術過後，往往也會有一些局部麻醉沒有的副作用，例如噁心、嘔吐、頭暈等症狀。

麻醉醫學技術進步，後期發展出一種較簡單的麻醉方法支援中型至大型的口腔及顎骨手術，麻醉的概念跟全身麻醉很相似，但是麻醉的程度較淺，產生的副作用也相對較少，復甦的時間更快，患者舒適度更高，這種技術稱為監察麻醉。

監察麻醉

監察麻醉使用的藥物跟全身麻醉相同，因應不同的手術需要，並考慮例如病人身體接受的程度、對不同藥物的反應等，麻醉科醫生除了使用單一麻醉藥外，還可以選擇使用兩種或以上的混合藥物進行麻醉，達至更佳的麻醉效果以及減低副作用等。監察麻醉所使用的藥物劑量大約為全身麻醉的七成。同樣，在麻醉及手術的同時，必須使用精確的生命體徵監察儀器即時評估患者即時的維生指數、心肺功能等。跟全身麻醉其中一樣不同之處是麻醉科醫生需要即時監察病人的反應及所有維生指數，不時調校使用藥物的劑量，達至最佳麻醉效果。所謂最佳的麻醉效果，就是要在病人昏睡時，平衡舒適程度、對痛楚及感覺的反應，以及病人的心肺功能。

監察麻醉使用的藥物劑量較全身麻醉少，所以患者在手術期間可以自然呼吸，不需要插喉及使用儀器輔助，這樣可以減低輔助呼吸的儀器及插喉帶來的不適與潛在風險。因為監察麻醉不是全身麻醉，有些時候患者會在手術過程中甦醒過來，也有些時候患者會開始說話，但手術過後，他們往往也不會記起這段經歷。所以麻醉科醫生的即時判斷十分重要，否則會弄巧反拙。

監察麻醉人人都適合嗎？

監察麻醉並不適合所有患者，手術前麻醉科醫生必須獨立評估每個患者的健康狀況、身體固有的毛病、正在服用的藥物、預計手術的複雜程度等。因為這種麻醉方式要靠患者自然呼吸，所以不適合患有呼吸系統疾病、嚴重心臟功能衰退、年紀過大人士或初生的嬰兒等呼吸系統較不穩定的患者，他們可能比較適合採用傳統的全身麻醉。

現今，一些日間手術中心內也可以施行監察麻醉，但是手術中心必須遵守嚴格的指引，配備所有需要的藥物及儀器，包括精確的維生指數監測儀器，並設置一切所需要的急救藥物與器材，整個醫療團隊也需要定期接受訓練，才可以確保麻醉在安全的環境下進行。近年政府開始收緊相關規則與指引，日間手術中心必須經過專業團隊的嚴格審批，才可以正式獲發日間手術中心牌照。要達到所需要的指標，絕不容易。雖然要花很多時間人力和金錢，而且未必能夠順利通過審批，但是整個規劃確保了患者的安全。如果日間手術中心未能達標，醫生便要安排患者在私家醫院進行這類麻醉手術。

止痛藥你要知

口腔頜面外科醫生的主要工作是負責在口腔及顎骨位置施行手術，不論是為病人移除口腔病理組織，或植入植體，甚至是顎骨移除及重建。總而言之，其工作無可避免會為患者帶來傷口。雖然這些傷口一般不會持續痛楚，但是術後多數也需要服用止痛藥。然而，醫生處方的止痛藥，究竟有什麼不同，有什麼分別？

非類固醇消炎止痛藥

醫生最常處方給病人的是非類固醇消炎止痛藥（non-steroidal anti-inflammatory drug，簡稱 NSAID）。因為類固醇也有消炎和止痛的作用，但是一般而言，類固醇的副作用比較多，所以這些 NSAID 要明確地與類固醇區別開來。NSAID 止痛效果顯著，亦有抗炎的作用，所以成為了最常處方的藥物之一。NSAID 最常見的副作用是可能導致胃痛，尤其本身有胃病的患者及需要長期服用這類消炎鎮痛劑的人士。這情況醫生一般會一併處方胃藥。撲熱息痛（paracetamol）從前也歸於這類止痛藥，但後來發現它在身體內產生的生化作用並不相同，所以不再屬於這個類別並被分別了出來。它的好處是不會引致胃痛，但鎮痛效果不及 NSAID。

隨著時代變遷及醫學不斷發展，一些不傷胃的NSAID（如COX-2 inhibitor）漸漸在市面上出現，加上鎮痛效果良好，市場上佔有率逐漸增加了許多。不過，任何藥物也有其副作用，有些COX-2 inhibitors更不建議長期服用，因為某些COX-2 inhibitors在一些情況可能會損害心臟及腎臟健康。

除了NSAID之外，還有另外一類具麻醉作用的鎮痛劑（narcotic analgesic），這些藥物會直接影響中樞神經，達至鎮痛效果，一般會在嚴重劇痛時使用。因為涉及中央神經系統的影響，這些藥物有可能引致頭暈、作嘔或令患者昏昏欲睡等症狀。基於考慮及平衡不同止痛藥之間的利弊，有些藥廠生產了混合式止痛劑，例如把撲熱息痛混合一些有麻醉作用的鎮痛劑等，既能止痛又可減低任何一方的副作用。

手術前，預先吃顆止痛藥？

你可有想過做口腔手術前，預先吃一顆止痛藥，或許能減輕手術中或手術後的痛楚？的確，有些時候醫生會在手術前預先給患者服用止痛藥及抗生素，然而，這樣做究竟有沒有用？有沒有科學根據？

止痛藥之所以能夠減低痛楚感覺，主要原因是因為藥物成分影響了神經系統。有些影響的是中樞神經系統，亦有一些會影響周邊的神經系統。姑勿論它們影響哪一方面的神經系統，它們的生化作用就是把神經線痛楚傳遞的訊息阻隔，令大腦接收不到痛楚的訊息，故此服用者自然會沒有痛楚感覺以及相關的生理反應。

有研究報告指出，如在手術創傷之前預早把痛楚神經系統阻隔，有助減低術後痛楚的程度及時間。這是因為手術創傷的時候，如果已經預早把神經線阻礙，它們分泌傳遞痛楚感覺訊息的化學物便會減少，所以術後的痛楚程度及時間也會減少。醫學上我們稱之為「pre-emptive analgesia」。

一個脫智慧齒的止痛藥研究

筆者數年前做過一項研究，招攬了一群需要脫智慧齒的健康患者，把他們的智慧齒分為左右兩次手術，一次是術前先服用止痛藥，術後服用一顆空白藥丸，稱為「安慰劑」，其後的一次手術就是術前服用一顆安慰劑，術後服用一顆止痛藥。每次手術完結後病人都需要填寫一份問卷，報告痛楚的情況、痛楚的程度、痛楚持續多久等數據。結果發現，雖然術前服用止痛藥的止痛程度較佳，但是在統計分析下，結論是分別不太大。當然，這只是一個較小型的研究，也只屬於眾多同類型研究的其中一個，所以不能只憑單一項研究作出任何結論。

其實痛楚反應可以受很多不同因素影響，包括手術的困難程度、手術時間的長短、傷口的大小、術後的傷口護理、口腔衛生情況，以及患者本身身體的狀況、年紀、預期心理等，也有一定的影響。因此，手術前究竟需不需要服用止痛藥，最好預先跟你的口腔頜面外科醫生商討一下。

本文參考資料：

Katz J. Pre-emptive analgesia: evidence, current status and future directions. *European Journal of Anaesthesiology – Supplement*. 1995;10:8–13. PMID: 7641652.

Lau SL, Chow RL, Yeung RW, Samman N. Pre-emptive ibuprofen arginate in third molar surgery: a double-blind randomized controlled crossover clinical trial. *Australian Dental Journal*. 2009;54（4）:355–360. doi: 10.1111/j.1834-7819.2009.01162.x. PMID: 20415935.

抗生素，需要不需要？

相信大家對抗生素一點也不陌生，我們較常在上呼吸道感染、流行性感冒、腸胃疾病，又或者是口腔牙肉發炎等情況下會接觸到抗生素。人體內的細菌有很多很多種，它們可以在不同的環境生存，或在不同情況下不斷繁殖，引致臨床症狀。當這些病菌生長繁殖的速度及數量超越了免疫系統可承受的數量時，身體便會出現種種不同的疾病。

抗生素的功用

抗生素是抑制或殺滅細菌的藥物，針對不同細菌的生長及結構，把它們的活動抑制，甚至整體地破壞。人類發明抗生素之後，把整體人類的存活率大大地提高了，人類壽命也延長了。很多疾病過往被視為不治之症，現時也可以配合不同的抗生素及藥物完全治療患者。

現今社會對於抗生素的使用非常普遍，對人類有非常大的幫助，但同時反過來看，抗生素也為我們帶來了一些問題。某些細菌會因為抗生素的影響產生變種，變種的細菌可能會因此超越抗生素的防線，令到某些抗生素對它們起不了任何作用，這稱為細菌的抗藥性。濫用或不當地使用抗生素，是出現抗藥性的最大原因，所以我們使用抗生素之前，必須謹慎考慮是不是需要服用抗生素，如果需要的話，必須依從醫生指示之下服用抗生素，不然，抗藥性的產生速度如果比人類發明新藥物的速度更快的話，後果會不堪設想。

在牙科治療及口腔手術中，我們常常也會用到不同的抗生素。這是因為口腔內本身已有很多不同的細菌，又或因為很多口腔感染也是由細菌所致，所以抗生素在口腔治療較為普及。然而，需不需要抗生素是一個很複雜的問題，因為要考慮的因素有很多，包括牙患本身的問題、嚴重程度，以及患者的身體狀況、是否有其他疾病等，種種因素也要考慮其中。有些患者會抗拒服用抗生素，同時又有些患者會要求多一點抗生素，此時，醫生的判斷就非常重要了。要減低抗藥性的產生，必須嚴格遵守使用原則。

服用抗生素的四類情況

口腔手術中，需要服用抗生素的情況大致可分為四類：

一、患者本身有口腔感染

第一類是在口腔手術前，患者口腔、牙肉或顎骨內本身已有一定的細菌感染，例如長有膿瘡、阻生智慧齒引致冠周發炎、膿瘡引致面部腫脹、張口困難等。這些都屬於急性的細菌感染。醫生進行口腔手術之餘，一般也會配合使用抗生素治療。如情況嚴重，更可能要配合使用抗生素的針藥，將抗生素直接打進血管內，透過血液系統把抗生素帶到細菌感染的範圍。

二、免疫力低，傷口癒合能力低

第二類是患者身體因為特殊狀況，例如患有糖尿病、免疫系統疾病、較早前接受過電療或化療，又或曾服用抑制免疫系統的藥物等，這些患者一般都被視為免疫系統能力較低的一群，所以他們手術後都會較容易受到細菌感染。而且，他們的傷口也較難癒合，如果傷口不能及時癒合，細菌便容易滋生，引致臨床感染的症狀，嚴重的話，感染會擴散開去，引起更多身體的感染、敗血病及器官衰竭等健康問題。

三、本身患有心臟疾病或相關問題

第三類需要服用抗生素的病人，是一些因心臟疾病而要預先服用抗生素的病人。因為口腔內細菌數量繁多，而這一類病人又患有心臟問題，例如先天性心臟毛病、心瓣疾病，或植有人工心瓣等，當他們進行口腔手術時，很容易會有細菌進入到血管，把細菌帶到心臟的結構，引起更嚴重的心臟疾病，所以要預先服用抗生素預防細菌危害心臟健康。然而，陸續有不同的研究報告發現，很多時候服用高劑量的抗生素帶來的問題可能更多。美國心臟協會也曾多次提出不同的指引，經過多年研究及改良，已把這類型要預先服用抗生素預防心臟疾病的情況大大減少。

根據美國心臟協會 2021 年的最新指引，需要預先服用抗生素預防心臟疾病的情況如下：

1. 心臟裝了人工心瓣
2. 心瓣曾經進行修補手術
3. 患嚴重先天性心臟病，但未進行任何修補手術
4. 曾經接受心臟移植手術，但心瓣功能有問題
5. 曾經患上感染性心內膜炎

如果患者有其他相似的心臟疾病，必須預先諮詢醫生究竟需不需要在手術前服用預防性的抗生素。而且，美國心臟協會會定期更新評估內容，發表對患者更有益的指引。

四、特別情況

最後一類患者，就是一些需要預防感染的特別情況。所謂特別情況其實在很多醫學文獻上也沒有很明確的指引，例如種牙手術將鈦金屬放進牙槽骨內，身體接受了外間的物料，這情況究竟需不需要服用抗生素呢？這是很難一概而論的。研究報告指出，如果種牙手術簡單，患者身體狀況良好，感染的風險其實很微，這些情況下醫生可以選擇不使用抗生素。但是如果臨床判斷患者有較高風險在手術後受感染的話，醫生便需要使用抗生素。因為醫學上沒有很明確的指引，所以很多情況都要靠醫生臨床判斷。很多時候醫生也會面對兩難的局面，比如說如果醫生覺得臨床感染的風險很低，沒有給予病人患者服用抗生素的話，萬一患者術後有感染情況，患者便可能向醫生追究責任，因此，有時候醫生確實也會感到困惑。

總括而言，是否需要服用抗生素，最後都是醫生的決定。醫學團體透過各種途徑呼籲醫生給予病人服用抗生素前必須謹慎考慮，共同為抗藥性這問題努力把關，否則抗藥性問題變得愈來愈嚴重時，便會出現更多變種病菌，人類將面臨更多的麻煩。

本文參考資料：

Wilson WR, Gewitz M, Lockhart PB, Bolger AF, DeSimone DC, Kazi DS, Couper DJ, Beaton A, Kilmartin C, Miro JM, Sable C, Jackson MA, Baddour LM; American Heart Association Young Hearts Rheumatic Fever, Endocarditis and Kawasaki Disease Committee of the Council on Lifelong Congenital Heart Disease and Heart Health in the Young; Council on Cardiovascular and Stroke Nursing; and the Council on Quality of Care and Outcomes Research. Prevention of Viridans Group Streptococcal Infective Endocarditis: A Scientific Statement From the American Heart Association. *Circulation*. 2021;143（20）:e963–e978. doi: 10.1161/CIR.0000000000000969. Epub 2021 Apr 15. Erratum in: Circulation. 2021 Aug 31;144（9）:e192. PMID: 33853363.

Singh Gill A, Morrissey H, Rahman A. A Systematic Review and Meta-Analysis Evaluating Antibiotic Prophylaxis in Dental Implants and Extraction Procedures. *Medicina（Kaunas）*. 2018;54（6）:95. doi: 10.3390/medicina54060095. PMID: 30513764; PMCID: PMC6306745.

科技篇

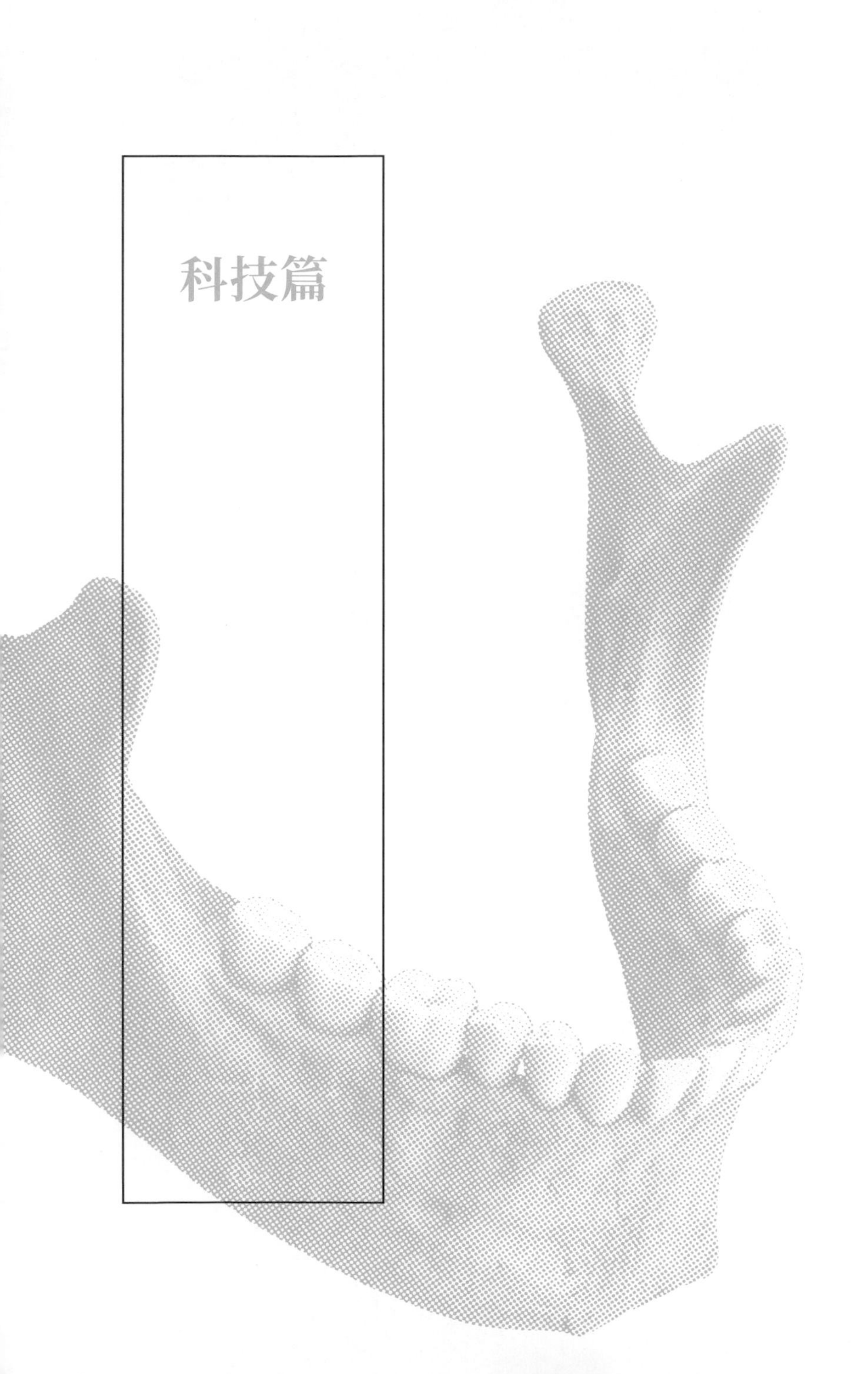

半世紀後的口腔頜面外科

五十年前，有人會想像過今天的人會怎樣生活嗎？互聯網、電腦、智能手機等，這一切都在改變著我們的生活。現今的醫學，牙科以及口腔頜面外科的迅速發展令人不得不驚訝。有些當年大學時期學習到的技術及物料，甚至是治療的概念，今日已經漸漸用不著了。

根據現今發展的速度，相信半世紀後，口腔頜面外科必定會繼續出現更多從來沒有想像過的科技。例如從前會用不鏽鋼線來固定頜骨骨折及固定用作重建的移植骨，現今已經發展到用電腦量度、設計及立體打印出個人化的鈦金屬固定板。又例如從前的顎骨矯形手術必須依賴平面 X 光做診斷及評估，用手繪圖計算側面的手術效果，依靠做石膏模型手術去計劃手術及製作手術用的咬合板，現今只要透過全電腦立體化，一個虛擬的患者就可出現在螢光幕上，又可選擇性地分別或同時看到外層皮膚及內層的牙齒、顎骨及神經線等。在電腦內可一站式地診斷、評估及計劃手術，更可預先在電腦程式中進行模擬手術，方便醫生更精確地掌握手術後的立體效果，及更詳細地評估相關的風險，使醫生、患者及家屬更容易明白及掌握整個手術的內容及風險。

口腔手術技術發展的範疇

口腔手術的技術迅速發展，當然還包括種牙技術上的進步，不過因種牙已經在其他文章提及，便不在此處重複了，有興趣的讀者請詳見第二章有關種牙的部分。整體來說，口腔手術技術的發展主要離不開以下三大範疇：

一、立體化
二、電腦及機械化
三、生物科技

而它們的應用大部分都在以下四個方面：

一、診斷
二、手術計劃（包括風險評估）
三、執行手術
四、醫生的培訓及研究

根據設計學上的思考邏輯（系統創新思維，systematic inventive thinking），我們把這些元素串連一起，加上大膽的想像及嘗試，再配合仔細的科學研究，必能令口腔頜面外科更上一層樓。

虛擬實境、立體影像、人工智能，這些都大大幫助了醫生的訓練。試想像一個受訓的醫生，最初只是在書本上接觸到手術的知識，第一次在患者身上開刀時肯定會有很大的心理障礙。上述的科技可以幫助他們在接觸真實手術個案之前，在視覺及觸覺上預先熟習整個手術的流程以及所需要的儀器，甚至可模擬遇到困難或緊急的情況怎樣處理。當他們處理真實手術個案的時候，便更有信心，對醫生及患者也有很大的好處。除此之外，機械人、導航系統、更精確的數字化技術、立體打印等，也必能讓手術更精準、更快捷、更能達至微創。生物科技、幹細胞研究及生物打印，更能提升身體的再生能力，使傷口癒合更快，患者術後舒適度更高。

複雜的技術，往往由簡單的概念開始

這些科技的發展，必定需要大量及長時間的研究，所以我們希望持分者可以有更多資源及空間讓這些研究得以發展，畢竟不論是本土或跨國的發展也需要全力提升。負責臨床工作的醫護人員，也應該持開放態度，在安全及以患者為首的原則下，積極嘗試新科技。還記得最初發表以機械人種植牙的技術時，醫生團隊花了很多時間，投資了很多金錢，才研究出一台機械手臂替患者種植一顆門牙。坦白說，這樣的手術如果用傳統的方法，大概只需要二十分鐘，很多人也會質疑為什麼要投資這麼多的金錢時間在一些好像並不十分困難的手術，研究成果真的對患者有幫助嗎？但事實上，所有更加複雜的技術或手術，必先需要從簡單的開始，所以我認為以機械人種植門牙這個看來很簡單的手術發展，其實預示著將來這個機械技術會有更大更複雜的用途，所以千萬不要輕視這概念。

我時常會想像，半世紀後的口腔頜面外科會是怎樣？有沒有可能令牙齒及顎骨再生，不用種牙植骨？有沒有可能只需戴上眼鏡，就能實時隨意地選擇看到患者皮、肉、牙齒、顎骨及神經線，令手術更容易及更準確？虛擬實境技術能不能令在訓醫生在沒有真實病人之下，也能看到、感覺到、聽到，以及嗅到一個活生生的病人，模擬在手術室內作手術練習？人工智能技術又可否更準確地為我們分析病人的種種臨床症狀，輔助醫生們獲得更準確及更即時的臨床判斷？相信大家已經依稀看到可能根本不需半世紀的時間就能達到，屬於口腔頜面外科發展及前景的光芒了。

最新的，就是最好嗎？

現今社會資訊科技發達，我們很容易就能在媒體或互聯網上看到很多有關醫療技術的發展。亦有很多時候，因為傳媒的報道，一些新的醫療發展或技術很快便成為城中話題。以口腔頜面外科為例，記憶中被傳媒報道過的技術包括微創植牙、電腦導航技術，甚至乎機械人種牙等。究竟最新的技術是否就是最好呢？

記得曾經有病人致電預約面診的時候，在電話諮詢過診所有否用 PRF（platelet-rich fibrin）技術替病人植骨，他要求我們要用相關的技術替他做手術，如果我們沒有相關的配套，他便不會前來就診。坦白說，這種技術在多年前已經普及應用，可能最近一些媒體報道過，他便誤以為是最新科技。然而，究竟他有多明白此項的技術，而這項技術又是否適合他？另外也有很多病人在應診時向醫生詢問植牙是否微創、可否用電腦導航、有沒有口腔掃描立體打印等。似乎他們誤會了這些所謂「新」的技術，以為「新」就一定是最好，甚至有些病人會認為如果醫生沒有用這些技術，或沒有配備這些儀器，便是不夠好的醫生。

所謂「最新」的技術

然而，事實是很多媒體報道出來的所謂「最新」技術，很多時已經是多年前開始發展的技術。據我所見，大部分媒體報道過的所謂「最新」醫療科技，其實只是一些已經在醫療界普及了多年的技術。就好像曾經在媒體報道過的多種相關的醫療技術，例如 3D 打印、電腦導航技術、電腦輔助設計手術、實時導航植牙、虛擬實景技術、人工智能技術等相關口腔手術的科技。要知道每一項「新」的臨床技術，最初都要經過實驗室不斷的試驗和失敗，不斷重複嘗試及改良，等到實驗室試驗效果理想，還需要先在動物身上試用。直至動物使用後並經過一段長時間，才可以知道會不會有什麼後遺症，有時候研究人員更需要用不同的動物做測試，所需時間就更長。

通過動物測試後，才可以申請做初步人體測試，但是這個階段需時，要各方認證許可及批准才可開始。然後研究人員才開始招攬測試的患者。如果研究數據愈要準確，愈需要比較大量的測試患者。招攬測試患者之餘，也要招攬對應測試患者。這要視乎研究的技術是一種藥物，還是一種新的手術。相對藥物測試，新的外科手術研究需要更長的時間招攬足夠的測試患者。之後還要經過一段長時間的觀察，看看有沒有預計或未能預計的後遺症出現。取得初步成功後，便會在醫學文獻發表，最後才開始較廣泛地在日常醫療上運用。由此可見，這些所謂「新」的技術，到媒體報道令大眾認識之前，要多少年的時間？

總而言之，有時候我們看到新的資訊，先不要太雀躍，因為最重要並不是那些技術有多新，有多電腦化，而是該項技術是否適合自己。實證醫學講求的除了最新及最高可信度的醫學證據外，最重要的還要視乎不同個體的實際所需，來決定該項治療是否切合病人。難道你會比醫生更清楚自己是否適合？如果相信醫生，請讓醫生為你設計個人的醫療方案；如果對醫生有懷疑，倒不如不看醫生吧。

口腔頜面外科小知識

PRF（platelet-rich fibrin）技術是什麼？

富血小板纖維蛋白是一種常用在骨科或口腔頜面外科的白細胞和富血小板纖維生物材料，主要用作令成骨或傷口癒合的效果更佳。PRF 就是利用這種材料進行治療的技術。這種生物材料是透過抽取自身血液，在簡單臨床加工以後製作出來。只要把抽取出來的血液放進離心機中，大約十分鐘後血液樣本便自然分為三層，底部是紅血細胞的碎片，位於頂部淡黃色的液體，便是富血小板纖維蛋白。把這些液體抽取出來混入植骨的材料當中，可以增加成骨的效果，又或者把這些液體再加以加工，放入金屬壓板當中數分鐘，便可以製作成為一片一片啫喱狀的薄膜，把它們放在軟組織的傷口上，從而增加傷口癒合的速度。

如果你是病人，你相信人腦還是電腦？

電腦科技日新月異，資訊科技發達，電子產品跟我們日常生活已經分不開，離不了。漸漸生活好像沒有電腦或電子產品便不能運作一般，人人秒秒鐘機不離手。同時，因為科技帶來非常多的方便，我們在日常生活中，信任電腦變成了最自然不過的事，漸漸地很多事情不再動腦筋思考及判斷。

但是，若提到應用科技的醫療技術，例如電腦輔助的診斷及治療方案計劃、人工智能分析、相關的電腦導航或機械人輔助手術，甚至在某些情況這些科技要直接應用在自己身上的時候，我們便會停下來，認真想一想，究竟我們應否信任電腦？

口腔頜面外科醫生在電腦技術的應用方面，算是發展得比較快。當中包括各種電腦軟件，錐狀射束電腦掃描（CBCT）機，電腦導航技術，立體打印（如用於種牙、植骨、設計顎骨矯形手術、顎骨切除與重建的手術方案、製造導航切割板、牙骸手術、創傷及骨折的處理等）。即使在全科牙醫方面，香港很多小型診所亦已經配置了電腦軟件及立體打印機，廣泛應用於一般日常診所提供的服務，包括補牙、牙套及種牙等。這些技術早在多年前已推出市面，嚴格來說也不是新科技。不過，現時電腦技術不斷進化改良，產品體積愈來愈細小，準確性也愈來愈高。

一項網上調查的參考

較早前筆者做了一項網上調查，訪問了大約八百名市民，研究就顎骨矯形手術而言，他們會信任電腦嗎？傳統顎骨矯形手術一般以石膏模型來輔助診斷及製造手術用的咬合板，調查中有大約有36%的受訪人士相信電腦設計及製作的模型比傳統石膏模型好，相信傳統石膏模型的受訪人士只有6%。不過值得留意的是，大約有40%的受訪人士其實覺得兩者也各有好處。至於手術用的鈦金屬固定板方面，信任電腦設計及打印出來的固定板比較優勝的大約有47%，另外只有大約4%的人士覺得臨床醫生在手術過程當中，因應顎骨起伏用手屈曲而成的固定板比較好。當問及如果自己就是患者要進行顎骨手術的時候，選擇使用及信任電腦的大約有63%。由此可見一般人的取向都是信任電腦會比傳統做法較為優勝。

有趣的是，當最後問到「你覺得現今電腦輔助診斷及手術方案成熟嗎？」的時候，有大約64%的人說不知道。雖然以上取得的數據並不是精準的科學研究，只是一般的隨機訪問，但也可以粗略看見一個有趣的矛盾現象。例如雖然日常生活很多事情中，大部分人潛意識都會經常倚賴電腦，但原來只要冷靜下來仔細想想，有時候我們也會擔心電腦的安全、會否洩漏個人資料、電腦的鏡頭會否把自己的日常生活暴露於互聯網上，只是因為大部分人都不是互聯網或電腦技術專家，所以我們很多時都是憑感覺相信電腦是安全和成熟的。可是一旦談到關於自身健康的口腔頜面外科手術時，大多數人都會選擇相信自己的醫生，而不會盲目依從電腦，又或是任何一方。如果醫生建議採用電腦設計方案，又或有時候必須使用傳統方法，甚至乎需要把傳統方法跟電腦設計方案混合使用，患者們一般都不會過分質疑。因為很多人都明白，只要醫生覺得切合需要便會適當地建議患者使用。

我相信現今用於醫療上的電腦科技，未來必定會有更多更大的發展，這些發展可能是我們從沒有想像過的，這確是一個值得深入研究及思考的課題。

Chapter 3

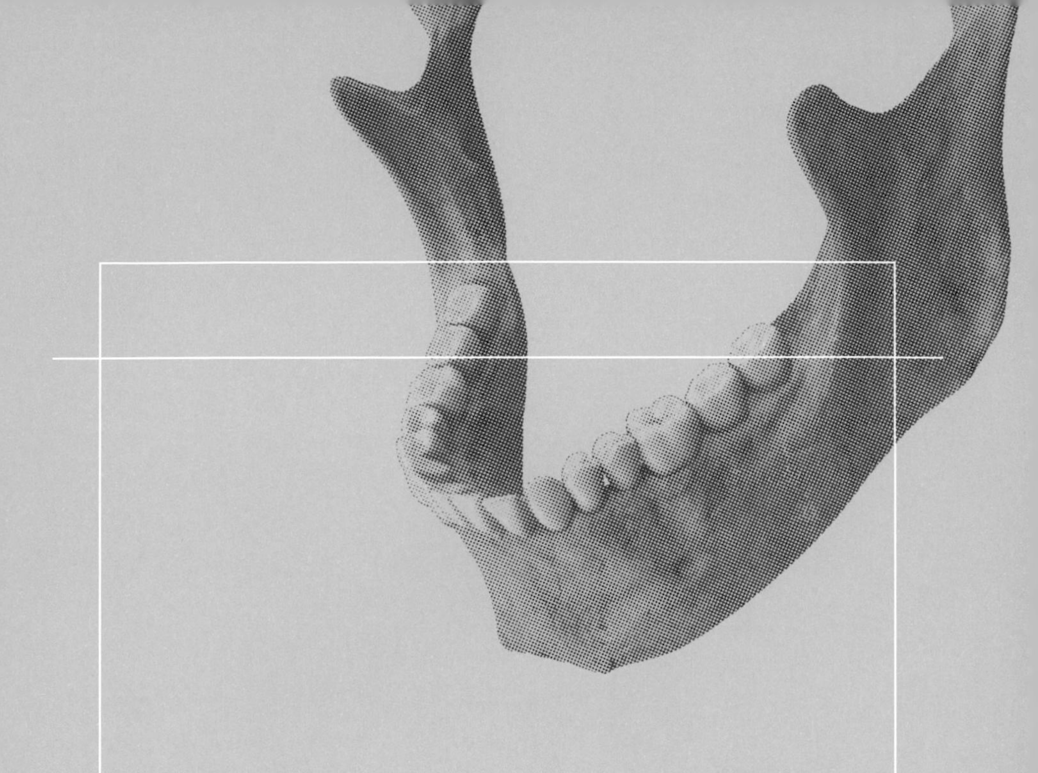

脫下白袍後，
口腔頜面外科的小小趣

讀牙醫，也要「劏屍」？

我在香港大學修讀牙醫本科課程的時候，課程為期總共五年，前三年時期稱為臨床前階段。不過在二三年級的時候，我們便開始需要約見病人，先學做簡單檢查、照X光片，或簡單治療等。在一二年級的時候，課程主要涵蓋的範圍其實跟醫科學生非常相似。例如一年級的時候，我們主要修讀生理科、生化科、解剖科，二年級時我們主要修讀病理科、藥理科及微生物科，三年級就修讀內科及外科等。

一年級的解剖課，是我最感興趣的科目之一，解剖課可以再細分為四五個不同的範圍，包括胚胎學、牙齒解剖學、組織學及大體解剖學等，其中的大體解剖學（gross anatomy），我認為是最為神秘刺激。

解剖課

大體解剖學俗稱為「劏屍」，學生要到醫學院李樹芬大樓其中的一層大體解剖實驗室進行觀察及解剖。同學六至七人分為一小組，每一組會有一位「大體老師」。整整一年間，學生需要跟這位大體老師學習不同部分的結構。第一天上課的時候，同學們也非常嚴肅緊張。走進解剖室的第一步，感覺冰冰冷冷，更會嗅到一陣濃烈的消毒藥水氣味，然後我們便會看見一張一張排列整齊的不鏽鋼解剖床，上面放著用布包裹著的大體老師。同學們跟著座位表安頓好後，不久便有教授講解大體解剖實驗室裡不同的規矩及禮儀。例如，解剖前我們要進行靜默儀式，表示對大體老師的敬意。

修讀牙科的學生雖然不需要了解整個身體的解剖結構，但因為心臟及肺部是身體最重要的器官之一，了解它們的結構有助我們明白生理及病理等其他知識，所以我們解剖的範圍除了頭頸部以外，還有胸部位置。其他的部分例如上下腹部、生理結構，及上肢下肢，都不是我們課程所涵蓋的，這些部分在第二堂上課的時候亦已經不見了，估計可能是從大體老師移除到其他研究用途。

經過老師詳細解釋及示範怎樣解剖後，我們便小心翼翼地把手術刀及其他用具從工具包拿出來，穿上手套及保護衣，然後開始解剖。首先我們研究的是胸部，從表皮由外到內一層一層地觀察及研究，看見血管肌肉神經線及肋骨等。然後再研究心臟及肺部結構。印象當年每星期會上一課大體解剖課，我們研究完胸部結構時，差不多已經過了兩個月。

認識不同的系統結構

頭頸結構是我們主要要研究學習的部分，因為頭頸部分結構左右對稱，所以同學們會輪流解剖左面及右面的結構各一次。我們一般會分階段以不同系統的結構來學習，例如首先把表皮及底層的軟組織及脂肪揭開，便可以看到面部頸部的每一條肌肉，看著不同的解剖結構書本及構圖，我們可以對照學習不同肌肉的排列及位置。

其他學習的系統還有血液循環系統，我們要把主要的動脈靜脈從其他結構中分離，了解它們的分布及位置。這樣透過真實的解剖及觀察，可以令我們更加深入了解血液的流動方向。

我們覺得十二對從大腦出來的神經線是最複雜的結構之一，也是最重要的學習範圍之一。它們的名稱、所有的分支、負責的感覺或活動能力也要全部背熟。

此外，當然不少得骨骼結構。頭骨及頸骨的所有名稱，接駁的位置也要清楚了解，頭骨的每一個小洞是由什麼結構穿過也要一清二楚。還記得當時我們可以從醫學院借一個真人的頭骨回家詳細研究。到了後期，解剖室工作人員便用儀器將頭骨揭開，讓我們可以看到大腦、小腦及相關血管與神經線的結構。就是這樣，我們花了一整年時間進行解剖及研究。

今天我之所以成為了一名口腔頜面外科醫生，相信必定跟一年級那個解剖課堂有絕對的關係；因為當年拿起手術刀的一刻，我便已經喜歡上相關的工作。我可以肯定如果當時學生們沒有直接觀察身體的結構，單憑閱讀書本了解身體的結構及其運作的話，一定會十分困難。在此我必須感謝每位大體老師的無私奉獻，也向他們及他們的家人致敬。

牙醫也可以當特務？

科技發達，很多時候我們在一些古老的科幻電影片——例如《星球大戰》、《回到未來》——見過的東西，不少已在現今社會逐一出現。例如無人駕駛車、複製生物、虛擬實境、立體投射及一些特工用的秘密武器等，當時看似沒有可能的東西今天已經活現在我們的日常生活當中。你有沒有想過我們的牙齒可以與這些科技有什麼關係呢？

一天診症室來了一名個子高大的外籍人士，他兩個星期前從美國飛過來香港，其中一個主要目的就是要看牙醫。他說上顎位置有點不舒服。數個月前他曾經在美國牙醫診所做了植骨手術，最近他覺得相關位置有腫脹及不適，希望我們可以替他檢查一下。我先替他拍下電腦掃描，沒有發覺牙槽骨內有任何異常問題，牙肉表面看來是有一點浮腫，但沒有明顯的感染症狀。電腦顯示相關位置的牙槽骨也是一切正常。跟他商討過不同的方案後，最後這患者要求我們替他把之前醫生植入的骨頭拿出來。手術過後，他表示沒有什麼不適，腫痛也減退了，跟他拆線過後，他才支吾以對地問我牙槽骨裡面有沒有發現植入了什麼晶片電線等，原來他懷疑自己被人監控……

牙齒也可植入晶片？

記憶中不止一個病人諮詢過我關於牙齒植入晶片的問題，還包括偵測儀器，甚或特務監控儀器等。當時我也沒有想過，竟然會有人有如此構思。但再細心一想，其實將現今的晶片植入牙齒或牙槽骨內，似乎也不是沒可能的事。早前看過報道，國際頭號通緝犯拉登也曾經被這個問題困擾。報道指他擔心在異地的太太被人偷偷地在牙齒裡植入監控晶片，於是寫了一封信給太太提醒有關事宜。那時我才驚覺原來在現實世界中真的會有這種事情發生。

一般植入體內的晶片，也是統稱RFID（radio frequency identification，無線射頻識別）的小型儀器。不過，這些不是什麼專門的監控儀器，而是一些儲藏了資料的晶片，例如身份、個人資料、病歷等。其實這些植入的晶片已廣泛地使用在寵物或動物身上，包括我們日常家裡養的貓狗，農場的動物例如馬牛羊，動物園的動物，或海洋裡的大型魚類等，用來儲存一些基本資料或GPS定位儀器等的晶片。這些用作監控儀器的晶片方便了科學家研究動物的日常生活、監控健康狀況及追蹤位置等。

此外，其實也有供人體皮下植入的晶片。2018年丹麥公司研發了一種可以植入右手皮下的晶片，能夠儲藏大量個人資料，及儲存供日常生活使用的資訊，例如電話、開鎖、購物付款等。這些晶片只有一粒米般的大小，所以很容易收藏。近日美國塔夫茨大學工程學院團隊擴展相關技術，研發出一款可直接安裝在牙齒表面的微型感測器，該款感測器能透過無線傳輸，連結手機裝置，幫助使用者即時追蹤日常飲食當中的葡萄糖、鹽分、酒精攝取量。相關研究成果預計之後會刊登於科學期刊（*Advanced Materials*）。

其實當牙齒經過根管治療後，便沒有活細胞，尤其是大牙，所以這可能是植入晶片的理想地方，限制只在於牙齒的體積依然同樣細小。

雖然藍牙裝置跟牙齒沒有直接的關係，但相信這些科技與牙齒的連繫會逐漸拉近，很多我們沒有想過的東西，將來也有可能會活現在我們的眼前。只要我們把想像的空間擴大，很多這類型的先進科技，會為人類健康及生活帶來很多重要的突破。

醫生保險與口腔頜面外科醫生

你可曾試過看醫生的時候，跟醫生的意見不合，或者不滿意醫生給你的治療？又或者是身邊的朋友或家人覺得醫生處理你的病情不妥當？其實每個患者與醫生之間最重要的是溝通，在進行治療前，醫生有責任向患者詳細解釋他的情況，比較不同的治療選擇或方案，切合個別需要，從而建議最適合的方案給患者。可是，無奈地有很多時候，病人及醫生因為種種原因沒有適切的溝通，引起很多不同的問題及爭拗。眾所周知，病人可以從法律途徑投訴醫生，另一方面，醫生原來也有自己相關的保障。

不同專科，不同收費？

其實香港大多數的西醫及牙醫也有購買醫生保險。保險公司會因應不同專科的相關風險，用保險公司的專業角度分析及釐定保險費用，例如產科醫生的保險費會比很多其他專科西醫昂貴，這可能跟他們手術的相關風險成正比，或統計數字上他們索償的機率比較高而釐定。香港的牙科有不同的專科，醫生保險的費用也有不同程度範圍的保障，主要視乎牙醫的類別。例如全職牙醫及兼職牙醫的保費是不同的，又或者私家及公營機構牙醫的保險費用也是不同的。有些時候保險費用會因應病人治療的範圍而不同，舉例說如果醫生是為病人做鼻竇提升植骨手術，或做口腔頜面外科手術的話，保費會比不做這些手術的牙醫較昂貴一些。近年也有一些保險公司，會因應個別醫生過往有沒有透過保險公司索償來釐定下一年的保費金額。

由此可見，香港的口腔頜面外科醫生比一般牙醫購買的醫生保險需要每年繳付多些保險費，因為口腔頜面外科醫生的工作除了涉及小型口腔手術外，也會進行有關植骨、鼻竇提升，甚至口腔以外的取骨手術，包括在盆骨，小腿取骨等。某些情況更會涉及顎骨切除、腫瘤切除、口水腺移除、牙關節手術、處理顎骨及面骨的骨折創傷，以及顎骨重建與矯形的手術。這些手術的風險比較一般牙科醫生進行的治療高，保費也因而相對地調整了。如果手術當中發生了什麼失誤，又或者引發後遺症而引致病人投訴的話，保險公司一般會負責給予醫生法律意見及協助。如果懷疑涉及牙醫的失誤，投訴便會呈上香港牙醫管理委員會詳細分析，亦可能成立專責小組審理個別案件。如果最後判決投訴事故是因為牙醫疏忽或失誤，保險公司慣常也會某程度上承擔醫生部分的責任，不過實際需視乎個別個案而定。

口腔頜面外科小知識

香港牙醫管理委員會是什麼組織？

香港牙醫管理委員會是根據香港法例第一百五十六章《牙醫註冊條例》成立，就牙醫專業進行註冊及規管，從而保障病人，促進專業道德操守，以及提升和維持業界的道德標準。委員會負責牙醫註冊事宜，舉辦許可試，以及維持牙醫業的道德、標準及紀律。香港的口腔頜面外科醫生，也屬於香港牙醫管理委員會之下受監管的專科，如市民有疑問或投訴可以隨時向香港牙醫管理委員會查詢。

詳細可參見香港牙醫管理委員會網址：https://www.dchk.org.hk/tc/。

口腔頜面外科與醫療保險

醫療保險在香港非常普遍，相信很多人也有購買這類型的保險。醫療保障的種類很多，不同的公司有不同的計劃，一般而言保障的範圍包括門診醫生診症費用、住院保險等，有些更會包括危疾及意外的保障。這些我們也不陌生的。

口腔頜面外科醫生處理的病例較一般牙醫繁多，相信看過前文的讀者也會留意到口腔頜面外科醫生的工作不只接觸牙齒，亦會處理一些口腔及顎骨的毛病。很多看似會被醫療保險包括在索償範圍內的疾病，我們也經常接觸到，例如面頜創傷、顎骨骨折，以及某些病理例如顎骨的水瘤及腫瘤，牙關節的問題，功能上的修復，包括牙頜不對、面歪、「倒及」，甚至乎睡眠窒息的問題等。

拒絕賠償？

根據經驗，有些病人接受治療後，依據程序索償時竟然有可能會被保險公司拒絕賠償。曾經有名患者被診斷左下顎位置生長了一個良性腫瘤，這個腫瘤如不及早處理的話，便會膨脹並破壞周邊組織，包括牙齒、神經線及牙槽骨。如果侵蝕的程度比較嚴重，甚至有可能整個牙槽骨也被腫瘤細胞佔據，換句話說，極大部分的下顎骨很快便會被侵蝕了。如此，很可能會在手術期間或手術前後導致病理性骨折。萬一真的發生了，處理會更為複雜，因為下顎骨已經被侵蝕至空心，很難將它接駁到原來的位置。這些時候必須做額外的手術，把骨頭從身體其他地方移植到這個位置，或用鈦金屬製造出來的假體把下顎骨重新接駁。最後，由於腫瘤的位置在下顎骨的後段，附近有下齒槽神經線及舌頭神經線等重要組織，所以手術必須在麻醉下進行。可見手術處理非常複雜，而且這些腫瘤的危險程度及復發機率也很高，如果不及早處理，日後引發的麻煩只會愈來愈大。

這患者經過詳細考慮便決定進行手術。術後，他按照程序跟保險公司索償手術費用，結果被拒絕了，患者感到非常失望。保險公司給予患者的解釋是因為他下顎骨的腫瘤原始細胞是形成牙齒的細胞，所以被列入了「牙齒」的問題，拒絕賠償。

以上只是其中一個案例，還記得另外一個更無奈的案例，患者進行了牙關節手術後，保險公司拒絕賠償患者的原因是「牙」關節屬於「牙」齒的病理，坦白說我個人認為這是非常可笑的，「牙關節」雖然有「牙」這個字，但是怎可能屬於牙齒的問題呢？就經驗而言，這些拒絕賠償的案例當中，保險公司另外一種常見的拒絕賠償原因是索償條款列明，治療的醫生必須是註冊西醫。老實說，我們口腔頜面外科醫生在香港的醫療制度下，屬於香港牙醫管理委員會核下監管，不屬於註冊西醫。這些條款的規限下，即使患者真正需要這類型的手術，但若由我們施行手術，患者就有可能無法得到醫療保險賠償，患者會是何等的徬徨？最後的結果，僅有的解決方法只能是患者自掏腰包，又或者在公營醫院輪候比較長的時間。

香港口腔頜面外科學會就此曾聯絡了相關的保險組織商討這類事宜。我們希望病人可以得到最好的保障範圍，雖然有很多病例是涉及牙源性的問題，但這些問題同時往往會令病人有不少功能上的缺失，有可能影響外觀，繼而生理及心理也會有負面的影響，令生活素質下降。相信有很多的病例也應該得到適當的醫療保險覆蓋。因為這些病例對於病人的影響，一定不會少於某些其他身體的毛病。相信沒有人會希望見到病人因保險不保障的原因，導致患者需要另找其他方法處理，甚至可能令病情延誤或惡化。

根據香港保險業聯會的數據，現時已大約有六至七成的保險公司涵蓋大部分以上病例，雖然有些公司的條款列明為不保案例，但是在特別的情況下會因應個別情況轉介到專責小組審批，可見近年業界對我們這個專業也認識多了。希望未來保險業可把更多口腔頜面外科的病例列入保險保障範圍內，也希望更多人得到適切及時的治療。

我的教授鐵達聞

專科醫生訓練是一段很漫長的路程。當然訓練完成，考試合格取得專科牌照是最終的目標，但是當中學到多少知識，練到多少「武功」，就很視乎自己個人的態度及取向，尤其是做外科的，愈觀察得多便會愈了解得多，手術愈做得多便會體驗得愈多，更容易掌握手術的竅門。受訓的時候，除了要靠自己的努力及鬥志外，也有很多其他的重要因素，我覺得最重要的就是有一位良師。

鐵達聞教授是我最尊敬的老師之一，他是一位荷蘭人。荷蘭這個國家與荷蘭足球隊也是我最喜愛的。他的名字叫Henk Tideman，所以有人也稱他為「鐵甲人」，我覺得這個名字很適合他，因為他在我心裡面就是一個口腔頜面外科的鐵甲人形象。他的個子高大，有著暗金帶些微綠色的頭髮，英文帶點荷蘭口音，再加上早前因患病一隻腳行動不便，所以他習慣用一支枴杖，這樣大大增加了他的神秘感。剛進來部門接受訓練的時候，很多人也害怕他，因為他非常嚴肅，對學生也非常嚴厲。

我印象最深刻的，就是他那份認真及執著，他是一個典型的完美主義者，樣樣事都要做到最好，至少在我們學生眼中他是一位這樣的老師。我們每一個星期也要跟隨他在門診部診症，每次診症前的晚上，我們必定要花很多時間熟讀明天每一位面診病人的資料和病歷，因為他要求病人走進來的時候，我們便要記得這病人的所有病歷、做過什麼手術、今天為什麼回來覆診等。當然關於這病人患的病和做過的手術，我們必定要預先溫習書本，因為他會隨機抽樣問我們各樣的問題，如果不懂得回答，他便會很不高興。

顎骨矯形手術是口腔頜面外科其中最重要的一環。做手術前必須有準確的量度並做好詳細的預備功夫，其中模型手術是預備手術的靈魂之一。所謂模型手術就是要在石膏模上，把顎骨分開然後移動到適合的位置，最後根據預計的咬合做出咬合板，用作手術時候移動及固定上下顎骨的關係。這樣的模型手術對於初期訓練的學生並不容易，有時候可能要花一整個晚上才能預備好。在我們訓練的時期，每一次完成模型手術也要拿去給鐵教授過目及批核，如果他滿意的話，便會在石膏模型上簽名。每一次步入他的房間時，我們也非常緊張，究竟他會否批核我們的手工，會否得到他的認同。如果成功得到他的簽名，我們便會用一些蠟封住他的簽字，以防簽字退了色，由此可見他在模型手術上的簽名是多麼的珍貴。其實每一次我們把模型手術給他批核的時候，姑娘便會把他的一個鐵盒拿出來，裡面放了石膏刀及錘仔等工具，如果你做得不好，教授便會二話不說將你的石膏模型打碎，有時候更會直接放進垃圾桶。最吊詭的是，他並不會告訴你有什麼問題，目的是要你回去自己好好思考一下。

他在手術台上工作時也是一樣，非常嚴厲。做助手的，要一早預備好所有需要的工具，每做到某一個步驟的時候，他便會伸手出來，助手便要把適當的工具交給他，有時候他更會說：「請把那個……那個什麼什麼拿來給我」，這時候你便要在半秒內知道他腦裡想著的是什麼。有時候手術時間頗長，我們站著做手術的腳麻痺了，只要稍為轉一下重心腳，碰到顎骨上的工具，他便會立即把你趕出手術室。

雖然如此，但是我特別喜歡這一位老師，他那份認真及執著感染著身邊的人，坦白說，做醫生的，就應該有這份認真及執著。雖然要接受這樣艱辛的訓練，有時更會辛苦得滿頭大汗，但我仍然覺得遇到這樣的良師是一種幸運。雖然今天他已不再和我們在一起，但我依然想念他，他的每一句話，我也記在心中。

他也是一位哥爾夫球的冠軍人馬，可是記得他曾經對我說：「如果我要選擇每天也打哥爾夫球或是每天也替病人做手術，我會毫不猶豫地選擇後者。」

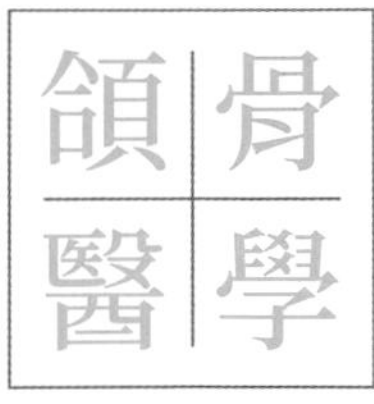

口腔頜面外科的情和理

作者　劉思樂醫生
總編輯　葉海旋
編輯　黃秋婷
助理編輯　周詠茵
書籍設計　Tsuiyip@TakeEverythingEasy Design Studio
封面照片　https://elements.envato.com
內文照片　shutterstock (p.52, 140)
內文插圖　卓振宇醫生（p.18, 20, 22, 24, 26, 28, 30）

出版　花千樹出版有限公司
地址　九龍深水埗元州街 290-296 號 1104 室
電郵　info@arcadiapress.com.hk
網址　www.arcadiapress.com.hk
印刷　美雅印刷製本有限公司
初版　2022 年 6 月
ISBN　978-988-8789-02-3

本書內容僅作學術討論及知識交流。本書提及的治療方法未必適合每一位讀者，如有任何疑問，請向註冊口腔頜面外科醫生徵詢專業意見。